Rômulo B. Rodrigues

I0412874

CUIDE DE VOCÊ E TENHA

MAIS QUALIDADE DE VIDA

Cuidar de si mesmo é imprescindível para se obter uma vida plena e satisfatória

Vol. IV

2ª EDIÇÃO
São Paulo – 2019

amazonkindle

RODRIGUES,Rômulo B. CUIDE DE VOCÊ E TENHA MAIS QUALIDADE DE VIDA – VOL. IV / Rômulo B. Rodrigues. Amazon. 2019.

Organização e revisão: Rômulo Borges Rodrigues

Impresso pela Amazon – 2019.

2019. Escrito e produzido no Brasil.

1. Autoajuda. 2. Saúde. 3. Hábitos saudáveis. 4. Qualidade de vida. I. Título.

ISBN 9781520481586

Amazon Serviços de Varejo do Brasil Ltda. CNPJ 15.436.940/0001-03

Av. Juscelino Kubitschek, 2041 – Torre E – 18° andar

São Paulo - SP

.

Dedico esta obra aos filhos Júlio César e João Víctor.

Agradecimentos

Agradeço à minha mãe adotiva (In Memoriam), que me orientou e me ensinou a ser o que sou e sei hoje.

PREFÁCIO

Para termos saúde perfeita, equilíbrio, mais qualidade de vida e, consequentemente, longevidade, é imprescindível que saibamos a arte de cuidar de nós mesmos.

Ao contrário do que se possa imaginar, essa é uma arte fácil de aprender. Basta que prestemos atenção às mensagens, avisos e alertas que o nosso cérebro e o nosso corpo nos enviam constantemente.

Tendo essa consciência e percepção, automaticamente, passamos a ter mais cuidado e atenção conosco, nos harmonizamos e adquirimos assim uma vida plena e satisfatória.

Portanto, cuidar de nós mesmos é vital.

Boa leitura.

SUMÁRIO

CAPÍTULO I

EXERCITE-SE E DEIXE A VISÃO EM FORMA

É a percepção de formas e cores dos objetos que possibilita aos corredores traçarem suas rotas e desviarem de buracos. Essa capacidade ainda proporciona aos jogadores de vôlei, basquete e outras modalidades saber onde estão seus parceiros e adversários. A visão é, enfim, um sentido altamente valorizado em qualquer exercício. A notícia positiva é os globos oculares não apenas contribuem para a prática esportiva como também são beneficiados por ela. Estudos recentes revelam que manter-se ativo ao longo da vida protege contra fatores de risco para o glaucoma. Segundo esses estudos, a atividade física resulta em uma drenagem eficiente do humor aquoso, líquido que preenche e nutre parte do globo ocular. Se ele não é escoado direito e se acumula, faz pressão no globo, como se ele estivesse cheio demais. Outro detalhe é que o abastecimento de sangue nos olhos de quem foge do sedentarismo é mais eficaz. E isso deixa o olho resiliente ao glaucoma.

O esporte em prol do olhar

CUIDADOS

Saiba que medidas tomar para resguardar os olhos durante os exercícios.

ÓCULOS ESPECIAIS

A bola de squash, por exemplo, pode machucar os globos oculares. Use protetores e, no sol, lentes escuras e com filtro.

LUTAS

Certifique-se de que você e seu oponente estão equipados com luvas e, dentro do possível, maneirem na força dos golpes.

PROTETOR SOLAR

Eles são fundamentais para a pele. Só não aplique demais na testa. O excesso pode escorrer e fazer os olhos arderem.

MUSCULAÇÃO

Praticada moderadamente, ela não oferece riscos e até auxilia no controle da pressão intraocular, fator de risco para o temido glaucoma.

AERÓBICOS

Eles aperfeiçoam a drenagem do humor aquoso. Modalidades que demandam reflexo ainda melhoram o processamento dos estímulos dos olhos.

Muito além do glaucoma

Os contornos e os pigmentos são ameaçados não apenas por essa doença, como também pela catarata e pela degeneração macular, para citar outros dois males. Felizmente, pelos estudos recentes, ambos são prevenidos com caminhadas, pedaladas, etc. Acredita-se que a melhora sistêmica do organismo com um todo contribua para esses resultados.

A suposição de que os esportes teriam o poder de melhorar a visão em si tem adquirido cada vez mais força. Não que os esportes potencializem a visão. Na realidade, é como se aprendêssemos a utilizá-la melhor – a isso se dá o título de atenção visual. Modalidades que exigem reflexos rápidos, a exemplo da esgrima, do tênis ou até do futebol, podem fazer com que o cérebro processe com velocidade extra e maior eficácia os estímulos vindos dos olhos. Assim, informações perdidas, como uma pequena pedra no caminho que culminaria em um tropeção, passariam a ser notadas sem muita dificuldade.

CAPÍTULO II

ELIMINE A BARRIGA ABDOMINAL E PROTEJA OS PULMÕES

A obesidade adquiriu status de doença epidêmica e já foi diagnostica como causadora de males que vão de infartos e derrames a tumores.

Estudos recentes revelam que o excesso de peso compromete o aparelho respiratório.

O acúmulo de gordura, especialmente a que se aloja no ventre, atrapalha a atividade dos pulmões, agravando quadros bastante comuns, como asma, bronquite crônica e até pneumonia – uma das principais causas de internação no Brasil, independentemente do peso.

Em termos práticos, isso não significa apenas menos fôlego para subir uma escada ou praticar um esporte, algo vivenciado por qualquer pessoa com excesso de peso e sedentária. Se já houver algum problema nos pulmões, o excesso de gordura tende a potencializá-lo. E, seguindo essa lógica, ficaria mais difícil se recuperar e preservar o fôlego e a qualidade de vida.

A barriga pressiona literalmente os órgãos que regem o sistema respiratório. O excesso de gordura no abdômen eleva o diafragma, o músculo da respiração, e aperta a caixa torácica. Com isso, diminui a reserva de oxigênio destinada às situações de maior desgaste. Quem sofre mais é a base dos pulmões, que fica hipoventilada. Essas áreas que permanecem com menos ar são mais suscetíveis a infecções. Aí, se uma pneumonia aparece, a probabilidade de ela progredir é bem maior.

O cenário fica preocupante para as vias aéreas se levarmos em consideração que, os quilos indesejados abalam nosso escudo natural contra vírus e bactérias. Já é comprovado que a obesidade enfraquece o sistema imunológico, contribuindo, assim, para as infecções respiratórias. E a gordura na linha da cintura exerce uma atuação ainda mais prejudicial. É que o tecido adiposo no interior do abdômen libera substâncias que incentivam processos inflamatórios. Esse fenômeno não só enfraquece as defesas como tem repercussões diretas na árvore respiratória. Quando já há uma inflamação nessas áreas – situação típica da asma, da bronquite e da doença pulmonar obstrutiva crônica, a DPOC -, as moléculas fabricadas pela barriga causam mais distúrbios, como por exemplo, as crises de falta de ar.

O obeso carrega mais substâncias inflamatórias e elas têm uma ação tanto sistêmica como local.

Sabe-se que uma das principais moléculas envolvidas com a inflamação na asma é produzida pelas células de gordura. Não é que os quilos a mais levem a esse distúrbio, mas sim, um indício de que eles podem torná-lo mais grave e resistente aos tratamentos.

Pulmões sob pressão

Os dois motivos pelos quais a barriga atrapalha a função e predispõe a doenças respiratórias:

1.A gordura abdominal excessiva promove uma reforma indesejável à região da caixa torácica. Ela eleva o diafragma e pressiona a base dos pulmões, que fica hipoventilada, ou seja, menos abastecida de ar. Esse abalo na função pulmonar diminui o fôlego e prejudica a reação diante de eventuais infecções, o que facilitaria pneumonias.

2. O tecido adiposo da barriga ainda libera substâncias inflamatórias que, trafegando pela circulação, podem ancorar nos pulmões, estimulando processos inflamatórios já existentes – como os que ocorrem na asma e na bronquite. As crises de falta de ar tornam-se, então, muito graves e frequentes.

Sabemos o que é indispensável para ganhar mais fôlego e ainda afastar os sintomas e as consequências de um problema respiratório apoiado pelo excesso de peso: a atividade física regular, realizada de preferência com a orientação e o acompanhamento de um professor e em um ambiente mais úmido e sem tanta poluição. Ela é decisiva para eliminar os quilos extras e todas as desordens atreladas a eles. Por isso, proporcionam qualidade de vida aos portadores de asma, bronquite e até mesmo DPOC, mal causado por anos de tabagismo.

A perda de peso reduz os hormônios de ação inflamatória liberados pelas células gordurosas e promove uma melhora na função pulmonar.

CAPÍTULO III

PRÓPOLIS E SUA AÇÃO ANTIMICROBIANA E ANTIOXIDANTE

Se pesquisarmos a origem da palavra própolis, vamos descobrir que o nome foi criado pelos gregos e significa em defesa (pro) da cidade (polis). Certamente, os antigos passaram um bom tempo observando as colméias e notaram que o composto é fabricado pelas abelhas com o propósito de blindar a casa delas. Isso porque, a própolis promove o isolamento do ambiente, impede a entrada de luz e de umidade. E essa mesma proteção diante de inimigos microscópicos se dá no corpo humano quando utilizamos o preparo resinoso. São frequentes os estudos que apontam sua eficácia contra vírus, bactérias e fungos. Daí o seu uso frequente nas temporadas mais frias do ano, quando gripes e resfriados são mais comuns.

Pesquisas recentes revelaram que a própolis combate o excedente de radicais livres, já associados ao envelhecimento precoce e a danos celulares, e também os micróbios. Seus compostos interferem na membrana celular das bactérias. Tal efeito desestabiliza os micróbios de tal maneira que eles acabam sendo eliminados.

O que torna a resina fabricada pelas abelhas tão poderosa é uma verdadeira miscelânea de substâncias. Mas, em meio a essa vastidão química, um grupo se destaca nas pesquisas: os compostos fenólicos. Dentro dessa classe, estão os flavonóides e os ácidos cumário, cafeico e gálico.

A própolis também tem ação antibacteriana na boca. Os compostos fenólicos contribuem para a integridade do esmalte dentário e ajudam a prevenir cáries e a doença periodontal. Inclusive, existem empresas incluindo o ingrediente na receita de seus cremes dentais.

Modo de usar

Pelos dados disponíveis até agora, a própolis parece ter tanto potencial terapêutico como preventivo. Mas isso não significa usar o extrato, a forma mais consumida no Brasil, como se fosse água. Ingerir 15 gotas em jejum já seria suficiente para fortalecer o sistema imunológico.

A própolis no mercado

NO POTE

A mistura de mel e própolis é bem-vinda pela ação expectorante e há indícios de que ela ajuda a atenuar a constipação intestinal. Mas os especialistas lembram que a alta carga de açúcar pede moderação pelos diabéticos.

NO EXTRATO

É o derivado que concentra maior quantidade de compostos benéficos. Os produtores costumam usar álcool de cereais como solvente; mas já existem versões com água.

NO SABÃO

Além do aroma agradável, a própolis pode liberar na pele substâncias de ação antibacteriana. Daí por que especialistas chegam a recomendar seu sabonete a pessoas que sofrem com a acne.

NA PASTA DE DENTE

Pesquisas já provaram que o produto das abelhas enfrenta a cárie. Por isso ele foi incorporado a cremes dentais. Ainda assim, a pasta também precisa conter uma boa dose de flúor para garantir proteção.

NO SPRAY

Ele é usado mais frequentemente nos meses mais frios por resguardar a garganta. Geralmente vem combinado com gengibre, romã e outros ingredientes. Pela sua essência antibacteriana, também combate o mau hálito.

CAPÍTULO IV

A ATIVIDADE FÍSICA FAVORECE UM MELHOR

FUNCIONAMENTO DOS INTESTINOS

Quando a microbiota intestinal (flora) está em pauta, é certa a menção da importância da dieta na diversidade e na qualidade das bactérias que habitam esse órgão – e que tem relação próxima com a saúde do organismo inteiro. Mas, outro elemento vem provando que também influencia nesse processo: a atividade física.

As bactérias da flora cooperam não só entre si, mas também produzem substâncias benéficas para todo o organismo. Não à toa, quando as bactérias que vivem no intestino estão em equilíbrio, há indícios de que o corpo fica mais protegido contra processos inflamatórios – responsáveis pelo aparecimento de um monte de doenças crônicas.

Agora, para favorecer mesmo o desenvolvimento das bactérias boas, aparentemente os exercícios aeróbicos, como caminhada e natação, são os mais indicados. Eles promovem uma circulação intensa de sangue pelo corpo. Com isso, há maior irrigação e movimento do intestino, o que facilita o crescimento de certos micro-organismos.

Por uma flora ativa

As bactérias do bem que moram no intestino têm sido associadas ao menor risco de diversos problemas. Isso torna-se um bom motivo para exercitar-se.

Males nervosos

Já existem trabalhos ligando algumas bactérias intestinais ao maior risco de doenças como o mal de Parkinson. Mexer na flora poderia contrapor essas desordens.

Baixa imunidade

Uma microbiota em harmonia pode ativar células de defesa e ainda impedir a propagação de germes perigosos.

Colesterol alto

Alguns micróbios bons liberam propionato, substância que reduz a fabricação de colesterol no fígado.

Obesidade

Existem padrões de flora que incitam o acúmulo de gordura. Logo, modificá-la ajudaria a controlar o peso.

Alívio na prisão de ventre

Levantar-se do sofá e praticar exercícios integra a lista das recomendações para quem sofre de constipação. Os exercícios físicos fortalecem a musculatura do abdômen. Com isso, a expulsão das fezes também é facilitada.

CAPÍTULO V

O RITMO ALUCINANTE DAS GRANDES CIDADES INTERFERE NA QUALIDADE DE VIDA

Nas metrópoles que não param de crescer, ônibus lotado, trânsito congestionado e violência são apenas uma parte visível do desequilíbrio urbano. Uma pesquisa do Instituto de Psiquiatria do Hospital das Clínicas da Faculdade de Medicina da Universidade de São Paulo (USP) foi a fundo para saber que tipo de pane esse veneno provoca no cérebro de quem habita em um cenário assim. O estudo foi feito com mais de cinco mil moradores da região metropolitana da capital paulista. Os resultados, preocupantes, revelam: quase 30% dos participantes apresentaram transtornos psicológicos.

O trabalho é parte de um grande levantamento feito em 24 países, E, na opinião da psiquiatra Laura Helena Silveira Guerra de Andrade, responsável pelo projeto, ele serve de modelo – e de alerta – para outros aglomerados com mais de 10 milhões de habitantes, incluindo cidades brasileiras que se aproximam dessa dimensão. Constatou-se que, nelas, as mulheres têm mais distúrbios de ansiedade e humor; enquanto homens ficam propensos a problemas de controle de impulso e abuso de drogas.

A vulnerabilidade feminina tem explicação sobretudo em dois fatores. Um deles está na oscilação hormonal. O outro, no excesso de responsabilidade. Isso porque é cada vez maior o número de mulheres na posição de chefe da família, com a sobrecarga de ter que disputar com o homem um espaço no mercado de trabalho.

A preocupação com as contas no fim do mês, aliás, engrossa a lista de responsáveis pela fragilidade mental.

Quando o nível de desemprego é alto, sem renda para o sustento familiar, o risco de compensar a angústia no álcool e nas substâncias ilícitas aumenta. Além disso, muita gente, principalmente os migrantes, vive em áreas de privação, com infraestrutura precária e graves problemas de marginalização, o que contribui para esse quadro.

A criminalidade tem peso importante nessa equação, uma vez que mais de 54% das pessoas ouvidas relataram já ter presenciado algum incidente violento. Vivenciar essas situações abre precedente para disparar diversos transtornos, e não só o estresse pós-traumático. O medo crônico de assalto, por exemplo, esgota o sistema de defesa psíquica, provocando quadros de ansiedade. A vítima passa a preferir espaços fechados, restringindo sua rotina.

Do minucioso questionário aplicado pela USP, surge outro dado inquietante: somente 8,7% das pessoas com alguma perturbação recebem tratamento. Além de agravar os sintomas, isso pode deteriorar a saúde como um todo. Aumentam a insônia e a pressão arterial, a pessoa come demais ou muito pouco e até reduz sua produtividade.

A psiquiatra Laura Helena acredita que o estudo abre a oportunidade de desmitificar a doença mental e melhorar o acesso aos serviços especializados. Para isso, ela aposta no treinamento das equipes de saúde que fazem visitas domiciliares para que identifiquem e encaminhem os casos de risco. Enquanto isso não acontece, alguns sinais indicam que está na hora de procurar ajuda. É importante a auto-observação de palpitações, suor excessivo em momentos de tensão, pensamentos ruins que não saem da cabeça e frequente falta de atenção.

Segue alguns dos transtornos que a vida nas grandes cidades causa:

TRANSTORNOS DE ANSIEDADE (19,9%)

Campeões de diagnósticos, eles envolvem o temor pelo que está por vir. Os maiores índices foram de fobias específicas (10,6%): medo de objetos, animais ou determinadas situações. Em seguida vem a fobia social, que impede a interação com outras pessoas, e o transtorno obsessivo-compulsivo, o famoso TOC, que inclui manias exacerbadas. Foram identificados ainda casos de medo de multidão, síndrome do pânico e estresse pós-traumático.

TRANSTORNOS DE HUMOR (11%)

Mais de 85% dos casos são de depressão profunda, que pode até afastar o indivíduo de suas funções diárias. Em segundo lugar aparece a bipolaridade, aquelas mudanças cíclicas de humor. Apesar do número baixo (1,5%), ela é responsável pela maioria dos casos graves nessa categoria – as que levam em conta as tentativas de suicídio. A distimia, que não impede a pessoa de realizar atividades, mas tem seus episódios de tristeza, também foi mencionada.

CONTROLE DE IMPULSO (4,3%)

Apesar de o índice parecer pequeno, é o mais observado no dia a dia. É o ataque de raiva, o bate-boca agressivo, a briga de trânsito, a quebra de objetos para aliviar a tensão. O mais frequente é justamente a desordem explosiva intermitente (3,1%), nome dado a esse descontrole emocional. Atrás, surge o déficit de atenção por hiperatividade e o distúrbio oposicional desafiador, mais comum na adolescência e caracterizado por excessiva atitude negativa e teimosia.

ABUSO DE SUBSTÂNCIAS (3,6%)

É considerado o pior dos distúrbios. Muitas vezes está associado a outros problemas, que devem ser tratadas junto com a dependência. Na maior parte dos casos, há o envolvimento com álcool e 94% dos casos são graves. Depois, o uso de drogas ilícitas (93,2% são críticos). Em comum está a busca de alívio dos sintomas mentais. E, claro, esses quadros se tornam uma patologia quando o usuário não consegue mais viver sem o consumo das substâncias.

O perfil dos que sofrem distúrbios psíquicos nos 39 municípios da Grande São Paulo:

- A faixa etária atingida tem entre 35 a 49 anos

- Mais de 80% dos problemas relacionados a controle de impulso são classificados como severos.

- O número de pessoas com transtornos em São Paulo é o mais alto entre os países participantes (29,6%), à frente até dos Estados Unidos (25,2%).

- 10% dos casos são sérios, e a maior parte desenvolve mais de três transtornos.

- A *agorafobia*, ou medo de multidões, é grave em 57% das pessoas com sintomas.

CAPÍTULO VI
HORMÔNIOS SOB CONTROLE

Não importa se eles são fabricados por glândulas, neurônios ou órgãos. E, comum, essas substâncias regularizam inúmeras funções no metabolismo e, quando alteradas, podem causar distúrbios. Um motivo tanto para que homens e mulheres monitorem suas taxas regularmente.

HOMENS

Melatonina

É produzida pela glândula pineal, o cérebro, e tem a tarefa de regular nosso relógio biológico e o ciclo do sono. Funciona mais ou menos assim: a partir dos dados recebidos do ambiente, a substância determina como a saciedade, o humor, a respiração, os batimentos cardíacos e as demais funções corporais devem se comportar durante o dia e à noite. Nos homens, há fortes indícios de que a melatonina pode influenciar na calvície.

Serotonina

Está presente no intestino e no cérebro – onde transfere sinais de um neurônio para outro. Atua, principalmente, no controle do humor, sendo a sua carência associada a crises de ansiedade, depressão, irritabilidade e até compulsão por doces. Nos homens que sofrem com ejaculação precoce, por exemplo, o sintoma pode ser justamente resultado de alterações na produção de serotonina. Segundo um estudo da Universidade Ultrecht, na Alemanha, homens com o problema apresentavam serotonina menos ativa na parte do cérebro responsável pelo controle da ejaculação.

Testosterona

É o principal hormônio masculino, sendo produzido nos testículos. Sua presença é fundamental para que o homem desenvolva voz grossa, pelos, aumento de massa muscular, produção de espermatozóides e libido.

O hormônio, contudo, cai gradativamente após os 30 anos. Já na terceira idade, níveis baixos de testosterona podem configurar a chamada andropausa, que vem acompanhada de desânimo, fraqueza muscular e disfunção erétil.

Tiroxina 4

Fabricada pela glândula tireóide, a tiroxina controla funções metabólicas em todo o corpo: do intestino, passando pelo sistema nervoso central e aparelho reprodutor. Quando em excesso (hipertireoidismo) causa nervosismo, palpitações, insônia, emagrecimento e diarréia. Em baixa quantidade (hipotireoidismo), é sinônimo de desânimo, queda de cabelos, inchaço e constipação. Nos homens, hipotireoidismo causa ainda o aumento de uma substância chamada prolactina. Como num efeito dominó, a prolactina prejudica a produção de testosterona, levando à impotência sexual e ao aumento das mamas.

Ocitocina

Produzida pelo hipotálamo, no cérebro, recebeu o apelido de "hormônio do amor" por ter seus níveis turbinados durante os orgasmos masculino e feminino.

A substância também atua como neuromoduladora na redução d ansiedade e durante interações sociais. Contudo, sua produção pode ser até 2 mil vezes menor nos homens.

MULHERES

Melatonina

É sabido que a melatonina também influencia no sistema genital e nos receptores do hormônio estrógeno, ajudando a prevenir câncer de mama.

Alterações nas taxas desse hormônio, porém, podem levar a distúrbios de ovulação e fertilidade. Seu excesso pode ser sinal de síndrome dos ovários policísticos e tumores no sistema genital feminino, merecendo atenção redobrada.

Testosterona

Apesar de ser conhecido como hormônio masculino, a testosterona é fundamental para a saúde sexual da mulher.

Segundo uma pesquisa da Universidade Federal de Minas Gerais (UFMG), 75% das mulheres que apresentavam disfunção sexual tinham níveis de testosterona baixos.

No organismo feminino, a testosterona é produzida nas glândulas adrenal e nos ovários. A quantidade, claro, é menor do que nos homens.

A produção excessiva do hormônio pode sinalizar tumor nas glândulas adrenal e distúrbios ovarianos. Com isso, provoca irregularidade menstrual, aumento de pelos, acnes e de massa muscular.

Tiroxina 4

A ação da tiroxina 4 é a mesma para homens e mulheres. E, assim como acontece com os homens, a queda nas suas taxas também provoca o aumento da substância prolactina. A diferença é que, nas mulheres, o excesso de prolactina leva a alterações no ciclo menstrual e infertilidade.

Ocitocina

Além de ser liberado durante as relações sexuais femininas, o "hormônio do amor" também atua sobre útero e mamas. Ele é responsável pelas contrações da musculatura na hora do parto e auxilia na produção de leite durante a amamentação.

Serotonina

A serotonina regula o humor das mulheres. Nelas, o neurotransmissor acompanha os níveis de estrógeno. Por exemplo, quando ele cai durante o período pré-menstrual, a serotonina despenca. Esse é um dos motivos da irritabilidade e da compulsão por doces na TPM.

E como explicar a maior incidência de depressão nesse público? A resposta está num estudo da Universidade Médica Karolinska (Suécia), que mostrou a atuação diferenciada do hormônio em ambos os sexos. As mulheres têm maior número dos receptores de serotonina mais comuns, porém, têm níveis mais baixos das proteínas que transportam a substância para as células nervosas.

Comum de dois gêneros

CORTISOL

Produzido pela glândula adrenal em situações de estresse, o hormônio aumenta a pressão, mobiliza as reservas de glicose (garantindo a energia do corpo), aguça a memória e turbina o sistema imunológico. Nem sempre esse aumento é pontual. Na síndrome de Cushing, a produção é constante e elevada, provocando aumento do peso e lapsos de memória. Já quando baixo, pode provocar cansaço e depressão.

LEPTINA

Produzido no tecido adiposo (gordura), ele circula apelo corpo até chegar ao cérebro, onde promove a saciedade.

Pessoas obesas precisam produzir uma quantidade maior do hormônio para não ter fome.

O efeito sanfona está vinculado a este hormônio. Ao emagrecer, as taxas de leptina caem, enquanto a fome aumenta para estimular o ganho de peso.

GRELINA

Produzido no estômago durante o jejum, este hormônio desencadeia a sensação de fome. Ele diminui o metabolismo e estimula o estoque de gordura localizada e não nos alimentamos bem. Isso para garantir energia no caso de futuras privações.

A grelina influencia a memória, o hormônio do crescimento e o controle das taxas de açúcar no sangue.

CAPÍTULO VII

O QUE O SANGUE REVELA SOBRE A SUA SAÚDE

Em prol da luta contra o câncer

Os avanços mais promissores se concentram na área da genética e das células-tronco. Testes genéticos e moleculares são capazes de identificar precocemente alterações que indicam tendências ao desenvolvimento de alguns tipos de doença.

Os exames que envolvem material genético, como o DNA e o RNA, representam um campo de grandes avanços, tanto na área forense quanto na de diagnóstico.

Um exemplo notável é o método de análise desenvolvido pelo instituto sul-coreano Genomictree Inc, o qual pode detectar o câncer colorretal (tipo bastante incidente no Brasil) com uma precisão de 87% a partir de amostras de sangue. Essa substância é capaz de revelar alterações no SDC2, que é o gene associado à proliferação da doença.

Outro exemplo são os estudos coordenados pelo médico Bert Vogelstein, da Universidade Johns Hopkins (EUA). Segundo esses estudos, num futuro próximo, o exame estará disponível comercialmente e será capaz de dizer se o tumor de um paciente avançou ou regrediu após o tratamento. Como isso, a medicina poderá oferecer tratamentos mais personalizados.

Uma das áreas que mais se desenvolveu nos últimos anos é aquela ligada à resposta terapêutica aos medicamentos. No tratamento de alguns cânceres, a resposta a determinadas terapias é melhor em alguns casos do que em outros. Essa é a chamada "medicina personalizada," em que o tipo e a dose do remédio podem ser adequados ao perfil de cada paciente.

Reforço para o coração

Em relação às doenças cardíacas, a expectativa dos estudos da Escola de Medicina da Universidade de Maryland (EUA) está sobre uma avaliação que mede no sangue o nível de troponina-T, um marcador do processo biológico de morte celular. É provável que a técnica seja o caminho mais seguro para prever o ataque cardíaco. Ela pode ajudar a avaliar o risco de morte por infarto agudo do miocárdio entre indivíduos com mais de 65 anos que não apresentam sintomas de doenças cardíacas.

Se os resultados desses e outros estudos se confirmarem, os quadros clínicos citados ampliarão a já extensa relação de condições que podem ser diagnosticadas por um exame de sangue. O teste é fundamental para detectar um número enorme de doenças. Por isso mesmo, é o exame laboratorial mais requisitado por médicos de todo o planeta.

O mapa a ser explorado

Como o sangue é constituído de centenas de substâncias, que incluem nutrientes, aminoácidos, hormônios e enzimas, só para citar algumas, sua avaliação é considerada um valioso instrumento de diagnóstico. Só para ter uma idéia, ele pode revelar, entre outras, a presença de disfunções hormonais, doenças infecciosas e imunológicas. Trata-se do líquido corporal responsável pela circulação de todas as substâncias. Ou seja, tudo o que acontece de normal e anormal é refletido nele.

Atualmente, uma análise desse fluido é capaz de detectar hepatite, dengue, leucemia e até tuberculose.

Há pouco tempo atrás, muitas doenças infecciosas tinham o seu diagnóstico laboratorial baseado na pesquisa de anticorpos, que é a resposta do organismo à presença de micro-organismo. Atualmente, pode-se detectar a presença do material genético desses micro-organismos diretamente no sangue. Normalmente, o teste de cultura, para detectar casos suspeitos de tuberculose, pode levar até 45 dias. Como o exame genético, esse resultado pode ser obtido em algumas horas.

Por dentro do sangue

Ele é composto por três elementos, e o hemograma é capaz de fazer uma avaliação completa e revelar a presença de disfunções hormonais, doenças infecciosas ou deficiências imunológicas, entre outros problemas.

PLAQUETAS (Trombócitos)

Quantidade por mm³ de sangue: entre 150 mil e 450 mil

Tempo de vida: nove dias

Função: atua na coagulação sanguínea. Sem as plaquetas, há risco de hemorragia.

Riscos à saúde: quando há uma queda significativa, dá-se o nome de trombocitopenia. Quando há um aumento, trombocitose. Queda brusca no número de plaquetas pode ser sinal de dengue hemorrágica.

Aumento exagerado pode predispor à formação de coágulos e provocar um derrame cerebral (AVC).

A dosagem é importante antes de uma cirurgia porque, quando há uma queda, o paciente pode sofrer sangramentos espontâneos.

LEUCÓCITOS (glóbulos brancos)

Quantidade por mm³ de sangue: entre 5 mil e 10 mil

Tempo de vida: dependendo do tipo, até sete dias.

Há cinco leucócitos no total: neutrófilo, eosinófilos, basófilos, linfócitos e monócitos.

Função: defende o organismo de agentes invasores.

Risco à saúde: se o número de leucócitos está acima de esperado, há risco de leucocitose, que pode sinalizar uma infecção, entre outras doenças.

Uma concentração abaixo do ideal chama-se leucopenia. Esse quadro pode indicar uma lesão na medula óssea, provocada por uma infecção viral ou reação tóxica.

HEMÁCIAS (glóbulos vermelhos)

Quantidade por mm³ de sangue: cerca de 5 milhões.

Tempo d vida: 120 dias

Função: transporta oxigênio para todos os tecidos.

Risco à saúde: quando o número de hemácias está abaixo do normal, há risco de anemia. Geralmente provocada pela deficiência de ferro no organismo, prejudica o transporte de oxigênio.

Quando os valores estão acima, há risco de policitemia. Ou seja: o sangue torna-se muito espesso, dificultando seu fluxo pelo corpo humano e favorecendo a formação de coágulos, que podem levar ao infarto ou ao acidente vascular cerebral (AVC).

CAPÍTULO VIII

ATITUDES PARA EVITAR FALHAS NA MEMÓRIA

Telefones, endereços, datas de aniversários, senhas... Somos obrigados a registrar um número cada vez maior de dados. Com o avanço da idade, as falhas na memória se tornam mais frequentes.

Porém, pesquisas recentes conseguem encontrar maneiras de proteger as recordações e atrasar os lapsos de memória que acontecem vez ou outra – ou até mesmo acabar com eles. Para preveni-los, é preciso começar bem cedo: quanto antes adotarmos esse manual, maiores são as probabilidades de ficarmos livres desse problema.

Um estudo da Universidade da Califórnia, nos Estados Unidos, constatou que mais da metade dos casos de Alzheimer, doença que apaga as lembranças, poderia ser evitada com atitudes simples. Além disso, deletar um desses sete fatores do dia-a-dia já seria capaz de diminuir em 25% o risco de desenvolver a doença.

Veja a seguir, as sete recomendações para evitar as falhas na memória:

1. *Exercitar o cérebro*

Um dos caminhos mais indiscutíveis para manter as recordações intactas é ler e estudar. A memória mantém-se graças ao uso. E a leitura é um forma de exercitá-la. Quem não tem esse hábito apresenta maior probabilidade de desenvolver problemas cognitivos no futuro.

Indivíduos que passam mais tempo na escola ficam com a mente blindada. Nessa gente, o cérebro guarda mais informações e consegue lidar melhor com uma eventual perda de neurônios, o que é bastante natural com o passar do tempo. De acordo com a pesquisa da Universidade da Califórnia (EUA), 19% dos casos de Alzheimer acontecem em razão da combinação pouca leitura e aprendizado escasso. Ler massageia a memória e é um grande exercício intelectual.

2.Malhar

O exercício tem um impacto positivo incontestável o nosso organismo. E, para nossa capacidade de recordar continuar ativa, ele é mais do que um aliado. Principalmente porque tem uma ação direta no nosso grande HD. Praticar algum esporte aumenta o número de neurônios no hipocampo, região responsável por armazenar a memória.

Andar, correr, pedalar ou nadar também contribui para diminuir riscos cardiovasculares e faz com que o praticante adote um estilo de vida mais saudável. Além disso, a atividade física eleva os níveis de uma substância conhecida como neurotrofina. Ela é produzida pelo sistema nervoso central e reduz a morte programada de neurônios. Esse protetor natural também estende a longevidade das células nervosas, um ponto positivo para salvas nossos arquivos mais do que pessoais.

3.Controlar o diabete

Prevenir o diabete pode trazer benefícios que vão além de preservar a memória. É sabido que pessoas com sobrepeso correm mais risco de desenvolver o diabete tipo 2, que gera resistência à insulina, o hormônio responsável por colocar a glicose para dentro das células. Sem ela, o corpo acaba sem energia para trabalhar e se manter ativo. Daí, com a ausência de combustível para a labuta, os neurônios ficam fracos, o que pode resultar em lembranças deletadas. Por isso a necessidade de manter a glicemia dentro dos padrões normais.

4. *Parar de fumar*

Entre outros distúrbios, o tabaco também pode afetar a forma como guardamos os fatos. Quem fuma fica mais suscetível a desenvolver problemas no sistema circulatório, como a aterosclerose. Nessa doença, as artérias sofrem uma inflamação e, com isso, placas de gordura grudam em suas paredes. Com o passar do tempo, elas se calcificam, diminuindo o calibre dos vasos. Dessa forma, o cérebro recebe menos sangue e uma menor quantidade de oxigênio e nutrientes. O cérebro, então, tem dificuldade para desempenhar suas funções. Como a de lembrar. O cigarro também é produtor de neurotoxinas e radicais livres que causam danos aos neurônios.

5. *Perder ou manter o peso*

Para aqueles que estão com as medidas ideais, manter o peso é primordial. Já para as pessoas que estão exagerando à mesa, maneirar na comida também pode melhorar, em longo prazo, a sua capacidade de não esquecer. Para ajudar nesse processo, alguns pratos são indicados pelos especialistas. Alimentos ricos em vitaminas e compostos antioxidantes são importantes para preservar a memória. Entre as mais indicadas estão verduras, frutas e legumes. A carne de peixe, as frutas secas, o azeite de oliva e o vinho tinto também são uma boa opção. Além disso, comidas saudáveis são importantes no controle de nosso coração. Indivíduos com quilos a mais desenvolvem resistência à leptina, uma substância que é fabricada no tecido adiposo e que tem como principal função informar ao nosso organismo se precisamos comer mais. Essa substância tem outra incumbência: proteger os neurônios e processar as lembranças no hipocampo. Se esse hormônio não trabalha direito, o esquecimento passa a ser uma palavra constante na conversa dos sedentários.

6. Controlar a pressão

A hipertensão não só fustiga o peito: ela, mesmo que indiretamente, provoca esquecimento de coisas simples. O estrago se assemelha ao do cigarro. As alterações vasculares diminuem o fluxo sanguíneo, o que acarreta menos oxigênio e nutrientes para as células responsáveis pela memorização. Por isso, monitorar e sempre manter a pressão arterial no patamar de 12 por 8, recomendação da Sociedade Brasileira de Cardiologia, também auxilia a resguardar o cérebro.

7.Fugir da depressão

A tristeza que permanece com frequência ocasiona falhas na memória. O indivíduo deprimido começa a dar ênfase às recordações ruins. Além disso, hormônios como serotonina e noradrenalina, envolvidos na química do lembrar, deixam de atuar como deveriam. Pode acontecer uma queda de estimuladores da memória no cérebro e, em algumas pessoas, o encolhimento do hipocampo, local onde ela se encontra. Também ocorre uma diminuição da neurogênese, quando surgem novas células nervosas. Por fim, a importância que o depressivo dá ao esquecimento pode piorar ainda mais o panorama. Muitas vezes, há supervalorização de uma simples falha de memória. E, como em um efeito dominó, isso ocasiona mais e mais lapsos.

CAPÍTULO IX

COMO PERDER A BARRIGA: dicas para reduzir as medidas

Confira a melhor alimentação, exercícios, tratamentos estéticos e cirurgias para perder barriga

Como perder barriga? Esta é uma das dúvidas mais frequentes e para a qual existem as mais diferentes respostas. O fato é que a queima de gordura abdominal, ou simplesmente perda de barriga, costuma ocorrer por uma combinação de fatores.

Por isso, entrevistamos uma nutricionista, uma educadora física, uma médica especialista em estética e um cirurgião plástico para apontar quais os principais métodos para perder barriga em suas áreas de atuação. Confira:

Alimentação para perder barriga

A alimentação é um fator essencial para perder barriga. Primeiro, algumas mudanças simples nos hábitos alimentares já fazem toda a diferença. Procure fracionar suas refeições, consumindo café-da-manhã, almoço, jantar e lanches da manhã, tarde e noite. "Quando o indivíduo fraciona mais as refeições, ele deixa de comer em grandes quantidades e acelera o metabolismo, auxiliando assim na queima de gordura abdominal", explica a nutricionista Karina Valentim, da Patrícia Bertolucci Consultoria.

Outra mudança importante envolve beber água com maior frequência. A ingestão de água auxilia na regulação do organismo uma vez que é essencial para o funcionamento diário do intestino, eliminação de toxinas e excesso de eletrólitos pela urina e transpiração. "Esse balanço diário pode auxiliar na perda de peso do indivíduo", destaca Karina Valentim.

Busque sempre ter uma alimentação balanceada. "É essencial não só para perder barriga, mas também fornece energia ao indivíduo, principalmente para aqueles que vivem reclamando de cansaço, fadiga ao final do dia e não conseguem realizar exercícios físicos", observa Karina Valentim.

Alimentos que ajudam a perder barriga

Ter uma alimentação saudável, rica em frutas, legumes, verduras, carnes magras e grãos integrais, já contribui imensamente para perder barriga. Porém, alguns alimentos são especialmente eficazes na queima de gordura, veja quais são eles:

Alimentos ricos em ômega 3: Alimentos ricos em ômega 3 atuam indiretamente na perda de barriga. Sardinha, atum, salmão e arenque são os peixes mais ricos em ômega-3. "Esta gordura insaturada é responsável por diminuir as citocinas inflamatórias, presente em casos de excesso de peso e gordura abdominal localizada. Então podemos dizer que ômega 3 é responsável pelo efeito anti-inflamatório e isso auxiliaria a perder barriga", conta Karina Valentim.

Além disso, alguns estudos sugerem que o ômega-3, quando consumido por pessoas acima do peso teria um efeito positivo na saciedade. Recomenda-se a ingestão destes tipos de peixes de 2 a 3 vezes na semana de preferência assados, cozidos ou grelhados em pouca gordura.

Chá verde: O chá verde possui ação termogênica, ou seja, contribui para uma queima de calorias mais intensa. Isto ocorre porque ele é rico em cafeína. "Estudos comprovam a ação lipolítica do chá verde, uma vez que seu consumo associado a prática de atividade física aumentaria a oxidação de gorduras", diz Karina Valentim. A orientação é ingerir cerca de 3 xícaras de chá verde. "Porém, sua indicação e utilização deve ser avaliada, uma vez que indivíduos com problemas gástricos e sensíveis a cafeína, podem ter problemas", alerta Karina Valentim.

Chá de hibisco ajuda a perder barriga

Chá de hibisco: Uma pesquisa publicada no Journal of Ethnopharmacology da Sociedade Internacional de Etnofarmacologia concluiu que o chá de hibisco é capaz de reduzir a adipogênese, processo em que as células amadurecem e se tornam capazes de acumular gordura. Ao diminuir este processo, o chá de hibisco contribui para que menos gordura fique acumulada na região do abdômen e nos quadris. Ainda não está claro qual é a substância presente na bebida que é responsável pelo benefício. Porém, acredita-se que a ação antioxidantes dos flavonóides antocianina e quercetina contribuem para reduzir o depósito de gordura.

Pimentas: As pimentas contém um composto chamado capsaicina. "Este ativo age na liberação de endorfinas, substâncias que promovem o bem-estar, além de liberarem catecolaminas, neurotransmissores responsáveis pela diminuição do apetite, podendo ser utilizada por quem quer perder gordura localizada e reduzir a fome intensa", orienta Karina Valentim.

Estudos mostram que administração de capsaicina estimula a atividade do sistema nervoso simpático, aumentando a mobilização de lipídios do tecido adiposo. E incluir 0,9g de pimenta vermelha nas principais refeições já apresenta benefícios para a saúde. O alimento pode ser consumido cru ou em pratos quentes.

Gengibre: Pesquisas mostram que o gengibre também está ligado ao aumento da termogênese. "O gingerol, composto principal, exerce funções antioxidantes, antifúngicas, anti-inflamatórias, inibe a agregação das plaquetas evitando o aparecimento de trombos", observa Karina Valentim.

O consumo deste condimento é indicado também em processos de inflamação, como no caso da obesidade e gordura localizada. Contudo, é importante ter cautela no seu uso, altas concentrações de gengibre podem provocar efeitos indesejáveis como aumento do fluxo sanguíneo, aborto em gestantes, gastrites, úlceras e pirose.

A quantidade indicada de gengibre são duas fatias pequenas por dia. Isto é o suficiente para se ter o efeito termogênico durante o dia. Pode ser consumido cru ou refogado, usando-o em saladas, molhos, refogados com legumes, batido com sucos e até suchás.

Canela: A canela possui ação termogênica quando introduzida na alimentação aumentando o gasto calórico do organismo durante a digestão e o processo metabólico, além disso possui ação anti-inflamatória, importante para indivíduos que apresentam excesso de peso (inflamação crônica). A canela ainda possui boas quantidades de cromo, nutriente responsável pela melhora da sensibilidade à insulina e no controle da glicemia sanguínea. Pode ser usada em frutas (banana assada), vitaminas e também em preparações quentes, pois seus componentes não são destruídos pelo calor. Também ajuda na compulsão por doces (porção indicada: 1 a 2 colheres de chá ao dia).

Alimentos que favorecem o acúmulo de gordura

Alimentos com gordura trans: Este tipo de gordura pode ser encontrada em alguns biscoitos, sorvetes, bolos industrializados, entre outros. A indústria utiliza a gordura trans para dar mais palatabilidade e duração de prateleira aos alimentos. Apesar da recomendação da Organização Mundial da Saúde (OMS) de que o consumo máximo de gordura trans não ultrapasse 1% do valor energético total diário, na dieta ocidental estes valores representam 2,6%. "Esse tipo de gordura aumenta o LDL colesterol (considerado em excesso ruim para o organismo) e diminui o HDL (?colesterol bom?). Além disso, agem também aumentando os triglicerídeos (gordura localizada) que pode ser armazenado no tecido adiposo", diz Karina Valentim.

Carboidratos simples: Os alimentos ricos em carboidratos simples possuem alto índice glicêmico, como aqueles ricos em açúcares, refrigerantes, doces e outros, e os que contam com muita farinha branca, como pão francês, massas e outros. "A digestão desses alimentos acontece rapidamente elevando os níveis do hormônio anabólico, insulina, que por consequência acaba transformando o excesso de glicose sanguínea em triacilglicerol e armazenando no tecido adiposo", diz Karina Valentim.

Alimentos ricos em gorduras saturadas: O consumo de gorduras saturadas também pode estar relacionado ao acumulo de gordura abdominal e a dificuldade em perder barriga, risco de excesso de peso e doenças cardíacas. A ingestão de gorduras suturadas na dieta não deve ultrapassar 10% do valor energético total do dia, devendo dar preferência ao consumo de gorduras insaturadas, presente em peixes, oleaginosas (nozes, castanhas) e no azeite de oliva. Os alimentos com grandes quantidades de gorduras saturadas são: carnes vermelhas, leite integral, manteiga e queijos.

Bebidas alcoólicas: O álcool é uma substância tóxica para o organismo e o fígado dá preferência para metaboliza-lo primeiro. Essa mudança no metabolismo do fígado favorece o acúmulo de gordura no organismo. Além do que o excesso de álcool poder causar outros prejuízos à saúde.

Exercícios para perder barriga

Para conseguir perder barriga a recomendação é praticar atividades aeróbicas, mesclando diferentes intensidades. "Exemplos bons são os treinos em circuito, caminhar e correr na mesma sessão de treino, nadar com intensidades diferentes e pedalar em terrenos diferentes com aclives e declives", orienta a educadora física Fernanda Andrade.

Para a melhor definição do abdômen, uma boa combinação é entre exercícios aeróbicos e abdominais. Os exercícios de musculação não devem ser deixados para trás. "Todos os exercícios de musculação são ótimos. Os treinos em circuito na musculação ajudam muito", orienta Fernanda Andrade.

Tratamentos estéticos

Alguns tratamentos estéticos contribuem para perder barriga. Porém, antes de realizá-los é essencial ter alguns cuidados. "Todos os tratamentos devem ter indicação médica, pois o histórico clinico de cada pessoa pode contraindicar uma ou outra técnica", explica a cirurgiã-geral Joana d'Arc Diniz, pós-graduada em Medicina Estética e tricologia e diretora científica da Sociedade Brasileira de Medicina Estética (Regional Rio).

A quantidade de gordura também é fundamental para indicarmos o tratamento mais adequado. Para algumas técnicas pode ser contraindicada a exposição solar imediatamente após o tratamento. A atividade física é sempre bem-vinda após qualquer tratamento que vise diminuir teor de gordura. "Porém, em alguns tratamentos preferimos deixá-la para o dia seguinte a sessão. A ingestão de líquidos, água principalmente, está recomendada a fim de melhorar a drenagem", afirma Joana d'Arc Diniz. A seguir confira quais os principais tratamentos estéticos:

Veja como os tratamentos estéticos podem ajudar a perder barriga

Criolipíolise: A criolipólise é um tratamento para gordura localizada que utiliza baixas temperaturas sobre a área de gordura, causando um congelamento das células gordurosas e assim o corpo entende que as células resfriadas não fazem mais parte do organismo e as elimina. "O aparelho é colocado na superfície da pele, fazendo as células de gordura serem congeladas", explica Joana d'Arc Diniz.

Ultrassom: O ultrassom são ondas que promovem um efeito vibracional sobre as células gordurosas, fazendo com a parede do adipócito se desestabilize e sofra rupturas, com consequente extravasamento do conteúdo, para que ele seja eliminado. "A esse fenômeno chamamos cavitação. O ultrassom para auxiliar no tratamento da gordura necessita de frequência especifica para atingir o tecido gorduroso", explica Joana d'Arc Diniz.

Carboxiterapia: A injeção de gás carbônico medicinal promove um aumento da acidez no meio (pH) e isso desestabiliza as membranas das células gordurosas facilitando a mobilização de gordura e consequente eliminação. "Outro meio de ação é através da vasodilatação que o gás promove e isso faz com que aumente o aporte de nutrientes para os tecidos, além de melhorar a drenagem da gordura, já que melhora a microcirculação no local", conta Joana d'Arc Diniz.

Lipocavitação: Este tratamento é realizado através de um aparelho que promove aquecimento intenso do tecido gorduroso, fazendo com que as células gordurosas se desestabilizem e sofram ruptura de suas membranas. "Com isso, o conteúdo é extravasado e drenado do local", afirma Joana d'Arc Diniz.

Infiltração: Envolve colocar nos tecidos medicamentos que promovem a queima de gorduras, os lipolíticos. "Temos no mercado uma gama de medicamentos para esse fim que ajudam no tratamento da gordura localizada, sendo indicados em sessões semanais ou quinzenais, após avaliação médica", observa Joana d'Arc Diniz.

Procedimentos cirúrgicos

Lipoaspiração: A lipoaspiração é indicada quando a pessoa se encontra no seu peso ideal, ou próximo a ele, e cuja gordura localizada, no caso a abdominal, não consegue ser eliminada através de atividades físicas ou por meio de uma dieta alimentar balanceada. "O objetivo da cirurgia é remodelar o contorno corporal, isto é, aspirar à gordura localizada de determinada região. É importante salientar que a lipoaspiração não trata obesidade e, sim gordura localizada", destaca o cirurgião plástico André Eyler, membro da Sociedade Brasileira de Cirurgia Plástica e da American Society of Plastic Surgeons.

Saiba que segundo o Conselho Federal de Medicina a quantidade de gordura que será lipoaspirada não deve ultrapassar 7% do peso corpóreo do paciente. Em uma pessoa de 70 quilos, isto seria cerca de 5 litros de gordura. "No entanto, na prática, geralmente se retira um pouco mais de três litros de gordura. O exagero na remoção pode debilitar o organismo porque junto com a gordura há também sucção de sangue", alerta André Eyler.

HLPA: Esta técnica associa dois métodos já consagrados no mercado, que são a lipoaspiração com micro-cânulas e a hidrolipoclasia ultrassônica. Este último procedimento também é chamado de hidrolipoclasia aspirativa ou lipoaspiração sob anestesia local. "A HLPA é uma opção bastante segura de tratamento para gordura localizada, por combinar a técnica infiltrativa e a utilização de ultrassom estético. Sua principal recomendação é a retirada de pequenos volumes de distintas regiões do corpo, inclusive, o abdômen", afirma André Eyler. A média de remoção de gordura e de até 1500 ml por região do corpo.

CAPÍTULO X

FITOTERAPIA USA PLANTASMEDICINAIS PARA TRATAR O ESTRESSE

Ginseng, folha de maracujá e melissa são opções para reduzir sintomas

A fitoterapia, que utiliza plantas medicinais para corrigir desequilíbrios do organismo, é uma alternativa para quem quer tratar o estresse de forma mais natural. Com chás e preparações feitas em farmácias de manipulação é possível reduzir diversos sintomas, como cansaço, tristeza, dor de cabeça, agitação, tensão e angústia. Para escolher as plantas mais adequadas para cada caso, um médico especializado em fitoterapia precisa identificar de onde vem o estresse.

"Investigamos o estilo de vida da pessoa, o ambiente em que vive, a qualidade do seu sono, o hábito alimentar, o funcionamento da memória e a forma como lida com as emoções, além, claro, dos sinais físicos que apresenta, tais como dores na coluna e no pescoço e alterações nos sistemas respiratório e cardíaco", explica o naturólogo Luís Gustavo Viderman.

Seguindo o tratamento de forma correta, diz Viderman, os resultados são satisfatórios em 80% dos casos. "Se é muito crônico, demora uns dois a três meses para estabilizar. O estresse mais simples já melhora em uma semana", afirma.

De acordo com o profissional, na maioria dos casos do estresse, precisam ser tratados os sintomas psicológicos ou neurológicos, endocrinológicos e imunológicos, já que o distúrbio afeta o cérebro, os hormônios e as defesas do organismo.

Entre as principais plantas utilizadas no tratamento de estresse estão ginseng coreano, folha de maracujá, valeriana, pfaffia, carqueja e melissa. Viderman explica como cada uma delas age:

☐Com chás e preparações feitas em farmácias de manipulação é possível reduzir sintomas do estresse.

Ginseng coreano (raiz)

Propriedades: afrodisíaca, antidepressiva, anti-inflamatória, antioxidante, diurética, estimulante, fortificante e revitalizante. Indicações: anemia, cansaço, baixa capacidade aeróbica, convalescença, deficiência de libido e ereção, depressão, falta de concentração, função imunológica falha, inflamação na garganta, hemorragia, menopausa, estresse, infecções e doenças de pele.

Maracujá (folha)

Propriedades: antiespasmódica, antifebril, calmante, refrescante, sedativa e sonífera. Indicações: alcoolismo crônico, ansiedade, crise nervosa, fadiga, insônia, estresse, asma, cólica, dor de cabeça, espasmo muscular, convulsão infantil, pressão alta e tosse.

Valeriana (raiz)

Propriedades: antiespasmódica, anti-inflamatória, sedativa, relaxante muscular, sonífera e vasodilatadora. Indicações: estresse, angústia, ansiedade, cansaço mental, insônia, nervosismo, hiperexcitabilidade, asma, espasmos, palpitações cardíacas e problemas circulatórios.

Pfaffia (raiz)

Propriedades: analgésica, ansiolítica, anti-inflamatória, antioxidante, estimulante da circulação periférica, revitalizante e tranquilizante. Indicações: anemia, baixa imunidade, falta de força muscular, falhas na circulação periférica, estresse, fadiga física e mental e problemas de memória.

Carqueja (erva inteira)

Propriedades: antiespasmática, antibiótica, antiviral, anti-inflamatória, antioxidante, digestiva, emoliente e estimulante hepática. Indicações: anemia, anorexia, asma, estresse e problemas nos sistemas hormonal e imunológico.

Melissa (folhas)

Propriedades: adstringente, analgésica, antialérgica, antiespasmódica, anti-inflamatória, estimulante, relaxante e sedativa. Indicações: ansiedade, insônia, estresse, dor de cabeça, nervosismo, fadiga, depressão, hipertensão, taquicardia, distúrbios no sistema circulatório e espasmos.

CAPÍTULO XI

DICAS QUE COMBATEM A INSÔNIA E AJUDAM A DORMIR MELHOR

Evitar álcool, escolher um bom colchão e associar a cama ao sono são alguns dos segredos

Dormir é relaxante e ainda faz bem para a saúde, e ainda ajuda a viver mais. Um estudo realizado pela

American Academy of Sleep Medicine provou que dormir bem é um dos segredos para a longevidade. A partir da análise de 2.800 pessoas, os resultados mostraram que cerca de 65% das pessoas relataram que sua qualidade de sono foi boa ou muito boa e o tempo médio diário de sono foi 7,5 horas, incluindo cochilos.

Porém, para algumas pessoas, uma boa noite de sono não é conquistada tão facilmente. A insônia pode ser decorrente de problemas de saúde. "O problema pode ser decorrente de transtorno ansioso, quadro depressivo, problemas neurológicos como a síndrome das pernas inquietas, apneia do sono ou mesmo um transtorno chamado de movimentos periódicos do sono, entre outros", enumera Stella Tavares, neurofisiologista do Hospital Israelita Albert Einstein, em São Paulo.

Mas, antes de pensar que o problema é de saúde, vale cogitar: será que você está tendo hábitos saudáveis antes de dormir? "Alguns costumes como uso excessivo de computadores, alimentação pesada antes de dormir e situações de tensão podem sim prejudicar o sono", lista Daniel Inoue, médico especialista em Medicina do Sono do Hospital Santa Cruz de São Paulo. Para resolver o problema nesses casos, listamos alguns cuidados que podem ajudar a melhorar a qualidade do seu sono. Mas se nada disso funcionar, vale então procurar um médico.

Escolha o melhor travesseiro

Ao pensar em um bom travesseiro, é importante sempre levar em conta a posição em que você dorme. "Ao deitar-se de lado, é importante que ele seja mais alto, para que o pescoço fique alinhado com resto da coluna. Agora, se você deita de barriga para cima, o ideal é usar um travesseiro mais baixo, para que a cabeça não fique muito acima", considera o ortopedista Cássio Trevizani, do Hospital das Clínicas da Faculdade de Medicina da Universidade de São Paulo (FMUSP). Agora, se sua posição favorita é de bruços, o ideal é não usar travesseiro nenhum.

Porém, essas regras se invalidam caso você tenha algum problema específico de saúde. "No caso de doenças associadas como o refluxo gastroesofágico e também algumas cardiopatias, a recomendação por travesseiros mais altos é feita", recomenda Daniel Inoue, médico especialista em Medicina do Sono do Hospital Santa Cruz de São Paulo.

Quanto ao material, vale escolher o que você preferir. Alguns conservam suas características por mais tempo, como o de viscoelástico, por exemplo. Mesmo assim, sempre que você perceber que o travesseiro está ficando mais baixo, o ideal é comprar outro. "A troca deve ser feita quando apresentarem deformidades ou algum tipo de incômodo para a pessoa dormir", alerta Inoue.

Colchão também é importante

Tão essencial quanto o apoio para a cabeça é a base em que ficará o resto do corpo. Por isso mesmo o colchão é um item fundamental para um sono de qualidade. "É sempre importante pensar que a sua coluna deve estar alinhada ao se deitar", pondera o ortopedista Trevizani. "Do ponto de vista prático, existem os modelos ortopédicos, com maior resistência e densidade, que normalmente são feitos com molas e com espuma de viscosidade mais alta", finaliza.

A regra principal, no entanto, é que ele seja confortável e que ao acordar você não sinta dores no corpo. E se com o tempo você começar a acordar com desconfortos, talvez já seja hora de trocar.

O valor de uma boa cortina

Ter uma cortina de boa qualidade pode não parecer, mas é tão importante quanto o colchão e o travesseiro. Isso porque a iluminação está diretamente relacionada com o sono, já que tudo isso é regido pelo ciclo circadiano, que leva em conta, entre outros fatores, o dia e a noite. "Um dos hormônios ligado ao sono é a melatonina, e ela é melhor produzida quando estamos no escuro. A luminosidade alta interfere em sua liberação", ensina enumera Stella Tavares, neurofisiologista do Hospital Israelita Albert Einstein, em São Paulo.

De acordo com a especialista, você pode até ter uma pequena luminosidade no quarto, até porque algumas pessoas não conseguem dormir sem ela. Mas quando a luz fica muito forte, o corpo sente como se não fosse o momento certo de adormecer. Além disso, a luz que entra de manhã pela janela favorece o despertar. Portanto, vale a pena ficar com as cortinas fechadas se você quer dormir um pouco mais.

Associe a cama ao sono

Usar a cama para outras atividades que não seja um belo cochilo podem piorar suas crises de insônia. "A cama deve ser restrita ao sono e as atividades sexuais", ressalta o médico do sono Inoue. Isso porque, quando seu cérebro entende que a cama é um local de dormir, fica mais fácil fazer com que o sono venha. Agora, se você costuma comer, usar o computador ou mesmo ler um livro na cama, a sonolência pode ser tornar mais difícil.

Cuidado com eletrônicos no quarto

Isso vale para o uso de objetos eletrônicos no quarto, que são muito estimulantes. "Assistir filmes de ação, navegar pela internet, utilizar redes sociais ou mesmo jogos online, podem aumentar o grau de excitação e isso pode ser prejudicial ao sono", considera Inoue. O ideal é que uma hora antes de dormir você se desconecte um pouco e relaxe. Para esse momento, vale diminuir a intensidade da luz, colocar uma música relaxante ou fazer uma leitura tranquila, nada que desperte muito a sua mente.

Evite discussões no quarto

Não adianta limpar o ambiente apenas dos estímulos tecnológicos. Evitar brigas, estresse e discussões de problemas no quarto também é muito importante. "Em situações de tensão, encontramos aumento das catecolaminas, que são substâncias responsáveis pela excitação e responsáveis pelo aumento do nível de atenção", explica o médico do sono Inoue. Portanto, isso só vai dificultar que seu cérebro relaxe até o estado de subconsciência.

Reduza a ansiedade

Quando a insônia bater por ansiedade, você pode usar algumas técnicas para reduzi-las. Experimente algo que você sabe que costuma relaxar vocês. Por exemplo, para pessoas mais tranquilas e que já tenham feito ioga, por exemplo, experimentar uma mentalização pode ser uma boa pedida. "Mas se você não está acostumado, isso pode piorar sua ansiedade em querer dormir logo", considera a neurofisiologista Stella. Melhorar a respiração, fazendo exercícios de inspirar e expirar lentamente, também pode ser uma boa pedida, mas treine fazer isso acordado!

Bebidas que ajudam

O conselho da vovó de beber um chá pode muito bem estar certo. "Chás calmantes como a camomila, erva doce e cidreira contribuem para dormir melhor, pois ajudam no relaxamento", considera o médico do sono Daniel Inoue. O leite morno pode ser uma pedida também, por conter triptofano, um aminoácido precursor da serotonina, mesmo que em quantidades pequenas. Uma boa dica para potencializar essas bebidas é incluir o mel. Alguns tipos desse doce, como o silvestre, o de flor de laranjeira e o assa-peixe tem propriedades calmantes e ajudam corpo e mente a relaxarem, de acordo com a nutricionista Thais Souza, da Rede Mundo Verde.

Cuidado com o álcool

Uma bebida que você deve evitar é o álcool. Apesar de ele também ser um relaxante, a qualidade do seu sono ao beber uma cerveja, vinho ou destilado não será das melhores. "Como ele relaxa a musculatura toda, inclusive do pescoço, ele deixa a via aérea aberta, o que favorece a apneia do sono, fazendo com que a pessoa durma de forma irregular ao longo da noite", explica Stella Tavares. Por isso que quando você bebe pode inclusive roncar mais!

Exercícios na hora certa

Além da luz, a temperatura corporal também ajuda a regular o sono: quando ela cai, ficamos mais sonolentos. Porém, quando fazemos atividades físicas, a tendência é que fiquemos mais quentes. "O ideal é não fazer exercícios à noite, pois isso acaba atrapalhando o sono", estatiza Stella. Mas, caso seja o único horário que você tem, o melhor é deixar para deitar-se até três horas depois.

CAPÍTULO XII
ORIENTAÇÕES PARA CONTROLAR A ANSIEDADE

Se livre deste incômodo tomando algumas atitudes no dia a dia

A ansiedade é um estado caracterizado por medo, apreensão, mal-estar, desconforto, insegurança, estranheza do ambiente ou de si mesmo e, muito freqüentemente, pela sensação de que algo desagradável está para acontecer. Além dos medicamentos convencionais, existem algumas alternativas naturais que podem nos ajudar a controlar a ansiedade. É sobre elas que vamos falar.

1) A forma mais comum de tratar a ansiedade é a prática de exercícios físicos. Praticar exercícios físicos ajuda a lidar com estados de ansiedade porque eleva a produção de serotonina, substância que aumenta a sensação de prazer. Essa alternativa costuma funcionar dependendo da disposição da pessoa, uma vez que nem todo mundo gosta de praticar exercícios.

Caminhar três vezes por semana, por pelo menos meia hora, já pode ajudar a lidar com a ansiedade. O momento da caminhada, além de ser um exercício para o corpo, também pode ser aproveitado para trabalhar a mente, sob a forma da meditação ativa. Quando você anda, pensa. A caminhada de meia hora é um movimento repetitivo e você acaba pensando nos pontos geradores de ansiedade que precisa trabalhar;

2) Pessoas com tendência a ansiedade precisam reduzir o seu estresse diário. Para as que ficam estressadas com mais facilidade recomendo sessões de massagem e acupuntura regulares, além de ioga e meditação. Muitos pacientes com ansiedade se beneficiam também de tratamentos alternativos

como a homeopatia e o uso de florais de Bach. A ioga oferece ao praticante a possibilidade de aprender a controlar sua mente e seu corpo. Este controle, que é obtido através de uma combinação de técnicas respiratórias, corporais e de meditação. Tem como resultados o aumento da flexibilidade, fortalecimento dos músculos, aumento de vitalidade e maior controle sobre o estresse. Além da ioga, outra alternativa de controle da ansiedade são as massagens. Se tiverem uma abordagem mais oriental, buscando o equilíbrio emocional, melhor;

3) Para reduzir as reações do sistema nervoso autônomo, devemos fazer o controle da respiração. Isto pode ser feito compassando a respiração e inspirando lentamente pelo nariz, com a boca fechada. Ao inspirar deixar o abdome expandir-se, ou seja, estufar a barriga e não o peito. Depois, expirar lentamente, expelindo o ar pela boca. Isto pode ser feito em qualquer lugar, a qualquer hora. Além disso, quando você estiver em um ambiente silencioso e com possibilidade de ficar deitado, use uma técnica de relaxamento. O relaxamento combinado com a respiração diafragmática, certamente, reduzirá a respiração ofegante, a taquicardia e o tremor;

Controle a ansiedade

4) Em situações de ansiedade que se estendem por longos períodos, recomenda-se que a pessoa evite os pensamentos negativos ou catastróficos. Deve-se tentar dimensionar a gravidade da situação, questionando a si mesmo se existe uma forma alternativa de análise, se estamos superestimando o grau de responsabilidade que temos nos fatos ou se estamos subestimando o grau de controle que podemos ter. Uma vez avaliada a situação, devemos substituir os pensamentos sobre o evento temido, principalmente, os negativos por outros pensamentos. Sempre que um pensamento negativo se iniciar, devesse substituí-lo por outro pensamento qualquer, preferencialmente, agradável. Isto certamente não é fácil de ser feito, mas é possível e trata-se de um aspecto importante, pois os pensamentos e as falas negativas agravam a situação, intensificando as respostas autonômicas, como o mal-estar e o descontrole respiratório;

5) Para controlar a ansiedade, podemos ingerir alimentos que sejam fonte de triptofano, um aminoácido precursor da serotonina, como a banana e o chocolate, de forma moderada, para não ganhar peso. Outra possibilidade é ingerir o triptofano em

cápsulas, junto com vitamina B6 e magnésio. Outros aminoácidos que podem ajudar são a taurina e a glutamina. Eles aumentam a disponibilidade de um neurotransmissor chamado GABA, que o organismo usa para controlar fisiologicamente a ansiedade. Eles também podem ser ingeridos em cápsulas, mas apenas com a orientação de um médico especialista. Existem ainda os chás. A maioria possui substâncias que funcionam como sedativos suaves e podem ajudar no controle da ansiedade diária. As plantas mais conhecidas e estudadas com essa ação são a passiflora, a melissa a camomila e a valeriana.

CAPÍTULO XIII

VIVA ATÉ 20 ANOS MAIS COM 6 HÁBITOS

Comer mais fibras, dormir melhor e fazer sexo também favorecem a longevidade

Dois americanos parecem ter encontrado a fórmula para viver até 20 anos mais sem recorrer a tratamentos absurdos. No livro Diminua Sua Idade (editora Best Seller), o médico Frederic J. Vagnini e o jornalista Dave Bunnell apresentam hábitos que aumentam em décadas a longevidade - com justificativas cientificamente comprovadas. As principais recomendações dos americanos são: comer mais fibras, fugir do açúcar, cortar gorduras saturadas, dormir bem, fazer mais sexo e sorrir mais. No Brasil, a expectativa de vida é de 72 anos. No entanto, poucos são os que sonham viver somente até esta idade. Fomos conversar com um time de especialistas para entender como essas simples mudanças são capazes de garantir que você chegue à velhice com uma vida e saúde mais plenas.

Coma mais fibras

Qual é a sua idade biológica?
As fibras fazem bem para o bom funcionamento do intestino. É verdade, mas elas não servem apenas para isso. "Fibras desempenham uma série de funções importantes, como auxiliar a assimilação de outros nutrientes, reduzir o mau colesterol (LDL), prevenir doenças e até evitar o mau hálito", explica a nutricionista Daniela Jobst.
E para atingir bons níveis de fibras não são necessários grandes esforços, pois elas são

encontradas em alimentos que ingerimos comumente. A quantidade ideal de ingestão gira em torno de 25 a 30 gramas por dia e é importante não exagerar, como explica a nutricionista Daniela Jobst. "O estômago se adapta ao 'efeito esponja' das fibras e acaba se dilatando. Se a pessoa ultrapassa essa quantidade, precisará comer mais do que antes para se sentir saciada". Além disso, é importante ingeris as fibras com um pouco de líquido, pois a seco sua ingestão é mais difícil.

Vários alimentos do dia a dia possuem fibras: cereais (farelos), hortaliças, frutas (com cascas), leguminosas, verduras, trigo, cereais integrais (arroz, pão, torrada), aveia, cevada, bagaço de frutas cítricas, maçã, goiaba, castanha, nozes, ervilha e leguminosas em geral.

Uma das frutas com mais fibras na composição é a goiaba com casca, que tem 5 gramas por cada unidade média. Uma porção de 40g de cereal matinal integral tem 12g de fibras, enquanto meia unidade de abacate tem pouco mais de 7g de fibras - mas tome cuidado com a escolha do cereal, pois muitos contêm açúcar e com a grande quantidade de açúcares e gorduras do abacate.

Uma colher de sopa de aveia possui 1,5g de fibra, assim como uma banana média - ótima combinação, não? E quem gosta do feijão, vale saber que ele possui 2g de fibra para cada 40g, enquanto a mesma quantidade de lentilha (que pode ser uma boa substituta) possui um pouco mais de 5g, assim como o mamão papaia, velho e bom companheiro de quem sofre de prisão de ventre.

Fuja do açúcar

De acordo com a dermatologista Marcella Delcourt, da Sociedade Brasileira de Dermatologia, depois da preocupação com radicais livres e raios UV, o alvo para combater o envelhecimento é diminuir o açúcar. Isso porque ele libera um processo que liga moléculas de glicose maléficas às moléculas de proteína saudáveis.

"A glicação ocorre quando uma molécula de açúcar em excesso, por aumento da ingestão ou por lentidão do metabolismo da glicose, se adere a uma molécula de proteína (colágeno, elastina) formando os AGEs, que alteram a estrutura dessas proteínas, impedindo a eficácia no desempenho de seus papéis mais importantes e, na pele, leva ao aparecimento das rugas", explica a especialista.

Além de alterarem a estrutura da proteína, os AGEs são fábricas de radicais livres que se acumulam ao longo do tempo, piorando seus efeitos no organismo e também deixando a pele com um aspecto opaco e envelhecido. Mesmo com a corrida para tentar combater os AGEs, é possível diminuir seus efeitos com hábitos alimentares saudáveis:

- Amêndoas e quinoa são uma boa pedida para as refeições, da mesma forma que o consumo de maçã também é recomendado (rica em antioxidantes e flavonóides)

- As fibras também são importantíssimas: feijão, lentilha, ervilha. Agem como estabilizadores do açúcar e ajudam a queimar a gordura;

- Beba seis a oito copos de água por dia e prefira alimentos orgânicos;

- Evite comidas industrializadas, como flocos de milho, salgadinhos, bolachas, ketchup, refrigerantes e alimentos que contêm corante caramelo na sua composição, dentre outros.

- Tome chá verde ou suplementos à base dessa bebida com probióticos, antioxidantes e substâncias anti-idade de ultima geração na composição (prescritos pelo médico).

Dormir bem

Um estudo realizado pela American Academy of Sleep Medicine mostrou que dormir bem é um dos segredos para a longevidade. Alguns problemas de saúde foram associados com pior qualidade de sono. Entre os avaliados, 46% dos participantes que tiveram a auto-avaliação de saúde insatisfatória também relataram não dormir bem. As chances de um bom sono foram também menores em pessoas que muitas vezes se sentiam ansiosas, que tinham pelo menos uma doença crônica e dificuldades com as tarefas diárias.

De acordo com o neurologista Renato Lima Ferraz, a quantidade ideal de horas de sono varia de pessoa para pessoa. "Mas o mínimo recomendado é de seis horas ao dia, sendo importante não ultrapassar nove para adultos, porque quem dorme mais que isso acaba ficando, na verdade, menos descansado", explica o especialista.

A importância do sono, também se estende ao aprendizado. "A fase REM, quando acontecem os sonhos, tudo que aprendemos durante o dia é processado e armazenado. Quando dormimos menos que o necessário, a memória de curto prazo não é processada e não conseguimos transformar em conhecimento aquilo que foi aprendido", explica o neurologista.

Não se sature de gordura

Viver com gordura pode ser ruim, mas viver sem ela é péssimo para seu paladar e inviável para seu organismo. As gorduras servem de base para a formação de diversos hormônios, inclusive os hormônios sexuais. Entretanto, as gorduras saturadas são as mais nocivas para a saúde do organismo. Para identificá-las, basta lembrar da banha de porco que sua avó tinha guardada na cozinha ou a capa da picanha que causa arrepios no seu cardiologista. As gorduras saturadas contêm o número máximo possível de átomos de hidrogênio (daí o termo saturadas), e ingeri-las em excesso é um passaporte garantido para um infarto no miocárdio.

Derrames e alguns tipos de câncer, como o de próstata e o de mama, também têm a origem associada aos excessos dessas gorduras no organismo - sem contar que a gordura saturada é inimiga número um do emagrecimento. Para prevenir tudo isso, restrinja o consumo diário desse nutriente a, no máximo, 7% das calorias totais da sua dieta.

Praticar mais sexo

Aqui cabe uma ressalva: priorize a qualidade, em vez da quantidade. O sexo, quando em uma frequência que atrapalha a rotina da pessoa, pode ser um sintoma da compulsão por sexo. Mas, nos dias atuais, o que vem acontecendo com muita gente é deixar o sexo de lado, por conta da falta de tempo e do estresse do dia a dia, que detonam a libido. Segundo o ginecologista Neucenir Gallani, o sexo é importante para a saúde física e emocional, pois o orgasmo libera substâncias como as endorfinas, que atuam no sistema nervoso. "Elas diminuem a sensibilidade à dor, relaxando a musculatura e melhorando o humor", afirma.

Estabelecer uma quantidade normal de desejo sexual não é algo satisfatório, pois cada um lida com a própria libido de forma diferente - e ao longo da vida ela costuma oscilar e até se modificar por completo. "No entanto, quando há insatisfação pessoal, há algo de errado provavelmente", de acordo com o sexólogo Paulo Bonança.

Sorrir mais

Manter uma fisionomia pacífica é essencial para a boa convivência, afinal a expressão "cara de poucos amigos" não surgiu à toa: quem vive de cara feia, afasta todos ao redor.

E sorrir vale até para ajudar a manter aquela linda história de amor. Um estudo realizado pela Universidade de Pittsburgh, nos Estados Unidos, identificou que pessoas que sorriem de forma sincera e verdadeira têm mais chances de manter o casamento. Isso porque a sinceridade do sorriso revela a atitude da pessoa diante da vida. "Sabemos também que a falta de senso de humor, ou uma vida acompanhada de impaciência, raiva e atitudes hostis, estão associados a um maior risco de desenvolver pressão alta, piorar o controle dos níveis de glicose e ainda aumentar o risco de doença isquêmica do coração e de morte", de acordo com o neurologista de Unifesp Ricardo Teixeira.

CAPÍTULO XIV
HÁBITOS QUE AJUDAM A TER UMA SAÚDE MAIS PLENA

A sua expectativa de vida cresce com cuidados muito simples

Comer melhor, dormir bem, movimentar o corpo, se reunir com os amigos. Estes e outros hábitos nos ajudam a garantir uma vida melhor e mais longa. Confira abaixo 12 medidas essenciais para aumentar a sua expectativa de vida e viver com mais qualidade. A ciência comprova.

Comer melhor

O cuidado com o que vai no seu prato é um dos pontos centrais para alcançar uma maior qualidade de vida. O abuso de alimentos ricos em gorduras saturadas, sódio e açúcares é um gatilho para doenças como infarto, derrames, hipertensão, obesidade, diabetes e até câncer. Em contrapartida, é fácil incluir no cardápio alimentos heróis da resistência e da longevidade. Cientistas da

Universidade Park, nos Estados Unidos, concluíram que consumir mais oleaginosas (nozes, castanhas, avelãs, amêndoas e pistache) reduz o risco de males cardíacos entre 25% e 39%, quando consumidos cinco vezes por semana. Elas são ricas em gorduras boas, em especial o ômega 3, que diminuem as taxas de colesterol ruim e evitam a formação de placas de gordura que obstruem as artérias. O Centro de Pesquisas Médicas de Cardiff, no País de Gales, comprovou que vítimas de ataques cardíacos aumentaram as chances de evitar novos problemas em 29%, quando passaram a comer peixe pelo menos duas vezes por semana, graças a presença do ômega 3.

Durma bem

Repor as energias do dia com uma boa noite de sono é mais do que importante, é essencial! Um estudo da American Academy of Sleep comprovou que dormir bem é um dos segredos para a longevidade. Dos 2.800 participantes da pesquisa, os 46% que relataram insatisfação com a saúde tinham também má qualidade de sono. Uma outra pesquisa da Associated Professional Sleep Societies afirma que quem sofre de insônia crônica corre três vezes mais risco de morrer em comparação à pessoas que não sofrem com o problema. Para os pesquisadores, o ideal são pelo menos 7 horas e meia de sono por dia.

Mexa-se

Os benefícios da atividade física para a saúde do organismo somam uma lista extensa. Dizer não ao sedentarismo significa afastar de perto doenças como a obesidade, hipertensão, doenças cardiovasculares, diabetes, hipertensão, além de dar mais disposição e energia. Para colher todos esses benefícios, basta andar. Uma pesquisa da Faculdade de Medicina de Ribeirão Preto (FMRP), da USP, comprovou que a caminhada reduz a pressão arterial na primeira hora e, o que é melhor ainda, essa queda se mantém nas 24 horas subsequentes. O cérebro também fica mais afiado. Um estudo norte-americano recente, publicado na revista Neuroscience, mostrou que durante os exercícios o corpo produz uma substância que estimula o nascimento de novos neurônios, o que melhora nossas atividades cognitivas, em especial a memória.

Levante-se da cadeira

Levante-se da cadeira. A Sociedade Americana de Câncer descobriu que não é apenas a falta de atividade física que pode encurtar a vida, mas também a grande quantidade de tempo gasto sentado. Tudo porque quando ficamos frequentemente sentados e por muito tempo o nosso metabolismo se altera e influencia em fatores como colesterol alto e repouso da pressão arterial, que são indicadores da obesidade, problemas cardiovasculares e outras doenças crônicas. Por isso, nada de ver a vida passar da cadeira. "Para quem precisa trabalhar sentado, exercícios simples de alongamento vão trazer maior oxigenação e ajudar no reposicionamento do corpo para alcançar o equilíbrio postural", ensina o fisiologista do esporte Raul Santo de Oliveira.

Dê olho na balança

Uma alimentação equilibrada, rica em nutrientes, e a prática de exercícios físicos regulares vão te ajudar a manter o peso ideal. O sobrepeso e a obesidade, além de elevar os riscos de diabetes, derrame, hipertensão e apneia, estão por trás de 30% dos casos de câncer, de acordo com dados levantados pela União Internacional de Combate ao Câncer (UICC). Por isso, a regulação da dieta é fundamental. Além de melhorar a saúde e a autoestima, a perder peso também favorece a memória, segundo pesquisas feitas pelo Hospital das Clínicas, de São Paulo.

Controle os nervos

Apesar de não ser considerado doença, o estresse pode favorecer o aparecimento de doenças psico-fisiológicas e, por isso, precisa ser observado e controlado. "Quanto maior for o nível de estresse, maior será a deteriorização física e psicológica da pessoa", mostra a psicóloga Sandra Leal Calais, da Unesp. O estresse também é fator de risco para os problemas do coração. Foi o que concluiu uma grande pesquisa feita em Campinas e São Paulo pela Secretaria do Estado da Saúde. Entre as mais de 100 mil pessoas analisadas, 46,8% sofriam algum tipo de estresse e tiveram seus níveis de problemas cardiovasculares aumentados.

Sorria para a vida

Nada melhor do que o humor para combater os percalços que aparecem. O bom humor pode manter as pessoas saudáveis e aumentar as chances de uma vida longa, segundo estudo recente da Universidade Norueguesa de Ciência e Tecnologia, que avaliou mais de 53 mil pessoas durante sete anos. Os pesquisadores descobriram, por meio de alguns testes, que os participantes que eram mais bem humorados tinham o risco de morte reduzido em até duas vezes. Para melhorar a sua atitude positiva diante da vida, aposte em uma breve caminhada em áreas verdes, como parques e jardins. A dica vem direto da Universidade de Essex, no Reino Unido, que descobriu que praticar atividades ao ar livre, por mais curtas que sejam (10 minutos bastam!), melhoram significativamente a saúde mental, trazendo benefícios para o humor e para a autoestima.

Respire bem

Separar uns minutinhos para prestar atenção na respiração pode ser a receita ideal para combater os desgastes mentais e físicos e, até a insônia, aumentando assim a sensação de bem-estar. Um estudo da universidade de Johns Hopkins, nos Estados Unidos, mostrou que pessoas que apresentam sérias dificuldades para respirar durante o sono têm 50% a mais de chances de morrer antes que alguém da mesma idade que não sofre das mesmas condições.

Apague o cigarro

Por falar em respiração, não é só da sua que você precisa cuidar não. Já parou para pensar que seu cigarro causa males terríveis ao seu organismo, mas também das pessoas ao seu redor. Um estudo da University College London, do Reino Unido, descobriu que a exposição à fumaça do cigarro dos outros pode aumentar em 50% os riscos de sofrimento psicológico. E outro estudo vindo do Canadá trouxe também que o fumo passivo está por trás do aumento de 40% dos casos de sinusite crônica. Portanto, o fumo passivo pode ser pior que a poluição. Mas, os fumantes precisam prestar atenção aos males do cigarro para o próprio organismo. Estima-se que cerca de 200 mil mortes por ano, no Brasil, são decorrentes do tabagismo, responsável pelos riscos aumentados de câncer de pulmão, de boca e doenças cardiovasculares.

Cultive bons amigos

Conseguimos sentir de longe os benefícios que a convivência com pessoas queridas nos traz. Mas, ter uma boa rede de amigos pode ser mais importante do que você imagina. Uma pesquisa recente da Universidade Brigham Young, nos EUA, descobriu que quem vive rodeado de amigos e vizinhos pode viver até 50% mais do que alguém que vive só. Para os pesquisadores, perder o apoio social pode diminuir ainda mais as chances de sobrevivência do que obesidade, fumo ou sedentarismo.

Sexo do bem

Ter uma vida sexual saudável também traz muitos benefícios à saúde. Um estudo realizado pela Universidade de Bristol, na Grã-Bretanha, sugere que fazer sexo com certa frequência diminui os riscos de infarto fatal. Mas, não é só isso não. Ter uma vida sexual ativa contribui para melhorar o humor, relaxar o corpo, melhora o aspecto da pele, aliviar o estresse e a TPM. Além disso, o relaxamento que o orgasmo traz contribui para que você durma melhor, e não apenas nos dias em que houver sexo. A reação tem efeito prolongado, devido a ação dos neurotransmissores que passam a agir no seu organismo com mais regularidade e numa quantidade maior.

Aprenda a gostar de você

Trabalhe o seu autoconhecimento e sua autoestima para viver melhor. "O conceito que temos sobre nós mesmos é definidor de como nos colocamos e nos portamos na vida, define o valor que vamos dar a nossa pessoa, ao nosso trabalho, as nossas opiniões, as nossas vontades, e aos cuidados para o nosso corpo e nossa saúde. E isso faz toda a diferença. Por isso é essencial ter um bom referencial de si mesmo, saber reconhecer seus valores, suas qualidades, e não ficar só se criticando, se cobrando, focado apenas nas suas limitações e dificuldades", explica o terapeuta Vicente Godinho.

CAPÍTULO XV

USE ÁGUA A SEU FAVOR E APROVEITE OS BENEFÍCIOS

Escalda pés, compressas e umidificadores são apenas algumas das opções

Você já parou para pensar como a água faz parte do seu dia a dia? Está presente desde o momento em que você acorda e escova os dentes até a hora do banho antes de dormir. Mais do que isso, ela constitui 70% da sua composição corporal.

A seguir, uma lista com o apoio de especialistas para sugerir diferentes maneiras de utilizá-la a favor da sua saúde. Descubra e aproveite os benefícios.

Umidificadores

Se você é do tipo que sofre com a baixa umidade do ar antes mesmo de qualquer anúncio oficial, então sabe como uma simples bacia de água no quarto pode ser a diferença entre uma boa ou má noite de sono. Segundo a pneumologista Suzana Pimenta, do Hospital 9 de Julho, isso acontece porque a água é fundamental para a respiração. "Ela mantém vias aéreas superiores, traquéia e brônquios úmidos, facilitando a limpeza do sistema respiratório e reduzindo possíveis desconfortos", explica.

O umidificador pode ser uma boa pedida em períodos de pouca chuva - especialmente para quem já é vítima de problemas respiratórios, como a rinite. Mas o pneumologista Roberto Stirbulov, presidente da Sociedade Brasileira de Pneumologia e Tisologia, afirma que beber bastante água também pode dar conta da tarefa de umedecer. "A hidratação oral dispensa o uso do aparelho que, se não higienizado com frequência, pode levar à proliferação de fungos", aponta.

Escalda pés

Se o objetivo é relaxar e aliviar dores nas pernas e nos pés, nada melhor do que o escalda-pés. Para realizar o procedimento, basta colocar água quente (por volta dos 38º C) em uma bacia e adicionar óleos essenciais. A aromaterapeuta Sâmia Maluf, proprietária da By Samia Aromaterapia, em São Paulo, conta que o melhor horário para realizar o escalda pés é no final do dia e a duração da técnica pode levar entre 15 e 20 minutos.

Compressas

Compressas de água têm diversas utilidades, mas uma das mais requisitadas é no tratamento de contusões, torsões e problemas musculares. "Elas ajudam a amenizar a dor e diminuir processos inflamatórios", diz o fisioterapeuta Evaldo Bosio Filho, membro da Sociedade Nacional de Fisioterapia Esportiva. Segundo o especialista, a compressa é contraindicada apenas no caso de fraturas, infecções ou lesões com ferimentos expostos.

Dúvidas sobre quando usar a compressa quente ou fria? Evaldo indica as compressas frias em situações de lesão aguda, ou seja, que acabaram de acontecer. "O frio é um excelente analgésico e ainda provoca vasoconstrição, que reduz o fluxo sanguíneo, impedindo o aumento do processo inflamatório", explica. Já a quente é indicada em casos de tensão muscular, pois o aumento do fluxo sanguíneo promove o relaxamento da musculatura.

Banho relaxante
Mesmo sem qualquer preparo, banho é sinônimo de relaxamento. Imagine, então, se forem adicionadas essências, velas e até uma música de fundo. É assim que funcionam os banhos relaxantes. Comuns em Spas, eles também podem ser organizados por quem tem banheira em casa. "Basta encher a banheira com água em uma temperatura agradável, colocar fragrâncias do seu agrado e decorar o local com itens que lembrem tranquilidade", ensina a fisioterapeuta Bianca Righetto, do Oásis Spa Urbano, em São Paulo. Segundo ela, a água morna promove a ativação da circulação sanguínea, o que, somado ao ambiente, ajuda a relaxar e deixar o estresse de lado.

Higiene corporal

A água é fundamental para a higiene corporal, mas alguns cuidados são essenciais para não prejudicar a pele, as unhas e os cabelos. Segundo a dermatologista Lizandra Machado, do Hospital 9 de Julho, o banho deve ter água morna e não pode durar mais do que 10 minutos. "Banhos prolongados ou quentes removem a barreira natural de gordura que lubrifica e protege a pele, deixando-a mais seca e suscetível a alergias e coceiras", explica.

Os mesmos cuidados devem ser levados em conta para manter unhas e cabelos saudáveis. Ficar muito tempo com as mãos embaixo da água, mesmo em atividades como lavar a louça, deixa as unhas fracas e quebradiças. Já cabelos úmidos por muito tempo podem ficar com os fios enfraquecidos e favorecer a proliferação de fungos. Por isso, nada de dormir com as madeixas molhadas.

Limpeza do rosto

De acordo com a dermatologista Lizandra, o rosto deve ser lavado no mínimo duas vezes ao dia para eliminar impurezas acumuladas na pele. Parece simples? Mas a maior parte das pessoas realiza esse hábito de maneira equivocada. "As mãos devem ser higienizadas antes de lavar o rosto com produtos específicos para seu tipo de pele e a água deve estar morna ou em temperatura ambiente", aponta a especialista. Após a higiene, seque o rosto com papel descartável fazendo pressão com as mãos, sem esfregar.

Hidratação

Perdemos água diariamente através do suor, da urina e até da respiração. Não repor essa quantia perdida significa atrapalhar esses processos e ainda impedir o bom funcionamento do organismo como um todo. "Sem água, não é possível fazer o transporte de nutrientes entre as células ou mesmo eliminar substâncias tóxicas retidas em nosso corpo", afirma a nutricionista Maria Fernanda Cortez, da Nutri & Consult, em São Paulo.

A desidratação está associada ao cansaço crônico, a problemas capilares e de pele, à insônia e até ao envelhecimento precoce. Por isso, a especialista recomenda ingerir cerca de 100 ml de água a cada 30 minutos, lembrando que esse consumo deve ser feito em pequenos goles ao longo do dia. Para atingir essa meta mais facilmente, vale investir em alimentos com grande porcentagem de água, como melancia, além de chás e sucos, de preferência naturais. Outra idéia para quem não gosta de beber água é adicionar hortelã ou rodelas de limão, para criar uma água aromatizada.

CAPÍTULO XVI
PROTEJA SEU CORPO DAS MUDANÇAS BRUSCASDE TEMPERATURA

A variação no clima afeta a imunidade, além de despertar crises de asma e rinite

Você sai de casa em trajes mais leves e, passadas poucas horas, acaba tomando um susto com a queda brusca de temperatura? O seu corpo sente mais do que o desconforto causado pela falta de agasalho quando esfria de repente: processos alérgicos, resfriados e até baixa imunidade são alguns dos prejuízos comuns à saúde quando há instabilidade no clima.

Segundo o pneumologista Hassan Ahmed Yassine Neto, do Complexo Hospitalar Edmundo Vasconcelos, quem mais sofre com as mudanças bruscas na temperatura são crianças e idosos, extremos de idade que tem em comum a imunidade baixa e/ ou um sistema respiratório frágil. "Além deles, pacientes de asma e rinite também sentem os efeitos dessa alteração, apresentando crises mesmo com o uso de remédios", explica. Previna-se contra esses problemas com as dicas dos especialistas.

Beba muito líquido

"Uma boa hidratação, que inclui ingestão de frutas, legumes e verduras com bastante água, é fundamental para melhorar a imunidade, principalmente se o clima estiver seco", afirma a pneumologista Andrea Aparecida Sette, do Hospital e Maternidade São Luiz. Mesmo não sentindo sede, carregue uma garrafinha de água com você e dê pequenos goles de tempos em tempos.

Ajuste a alimentação
A alimentação balanceada deixa a imunidade nas alturas, criando uma barreira contra complicações decorrentes da queda brusca de temperatura. "Priorize alimentos que aceleram o metabolismo e opções mais calóricas, já que o corpo tende a gastar mais energia para manter o calor", afirma o pneumologista Hassan.

Evite ambientes com muitas pessoas

"Aglomerações favorecem a transmissão de doenças pelo ar e pelo contato", afirma Andrea. Como a queda de temperatura já deixa o corpo mais frágil, evite ficar em lugares fechados com muitas pessoas. Além disso, essa concentração pode deixar o local abafado demais, causando queda de pressão e mal-estar.

Deixe a casa ventilada

Seja para manter o calor ou evitar a entrada do sol, muitas pessoas acabam deixando suas casas completamente fechadas. Entretanto, ao impedir a circulação de ar, você favorece a proliferação ou a estagnação de vírus, fungos e bactérias no ambiente. "Eles não são levados pela corrente de ar, ficando concentrados nos cômodos da casa", explica. Por isso, por mais fresquinha que seja sua casa ou por mais frio que esteja o tempo lá fora, abra as janelas alguns períodos do dia ? pela manhã e à tarde, principalmente.

Evite o choque térmico

Segundo Hassan, o choque de temperaturas é uma mudança bastante agressiva para quem tem as vias respiratórias mais sensíveis. "É comum haver piora de rinite, tosse ou falta de ar", afirma. Para minimizar tais problemas, evite sair de um lugar abafado para um gelado sem proteger nariz e boca com a blusa ou um cachecol e não espere estar em contato com o ar frio para se agasalhar.

Aqueça o ambiente

"O ar gelado resfria as vias aéreas, o que pode desencadear chiado no peito ou um quadro de falta de ar, principalmente em alérgicos", afirma Andrea. Manter um aquecedor no quarto ajuda a evitar uma péssima noite de sono quando ocorre uma mudança brusca de temperatura. Lembre-se, porém, de que o ar quente diminui a umidade do ar. Por isso, não se esqueça de providenciar também um umidificador ou, pelo menos, bacias com água perto da cama.

Lave as roupas de inverno

É natural guardar casacos, blusas e cobertas até precisar deles novamente. Mas, enquanto são deixados de lado, eles podem absorver a umidade do ar e criar bolor. "Os fungos que causam o bolor são altamente irritantes para as mucosas nasais, principalmente no caso de quem já sofre com asma, rinite alérgica ou bronquite", esclarece Andrea. Por isso, de tempos em tempos, deixe roupas e cobertores no sol e lave todos eles periodicamente, mesmo que eles não tenham sido usados.

CAPÍTULO XVII
COLESTEROL HDL: COMO AUMENTAR O COLESTEROL BOM

Hábitos do dia a dia podem ajudar a melhorar a quantidade dessa substância do organismo

O colesterol HDL é considerado o colesterol do bem no organismo. "O HDL é um tipo de colesterol de densidade mais alta e que não gruda nos vasos sanguíneos. portanto ele não aumenta o risco de entupimento dos vasos, que leva ao AVC ou ao infarto.", explica o nutrólogo Roberto Navarro, membro da Associação Brasileira de Nutrologia (ABRAN).

Já o colesterol LDL, por ter uma densidade mais baixa, tem maior facilidade de ficar pelo caminho quando é carregado pelo corpo, causando acúmulo de placas de gordura nas veias e artérias. "No entanto, as proteínas que carregam o HDL costumam recolher o LDL quando voltam para o fígado, impedindo esse efeito", considera o especialista.

Por isso mesmo, quanto mais desse colesterol circulando no organismo, melhor. O problema é que ele costuma ser baixo no organismo. "É muito comum, e na maioria dos casos o HDL baixo tem uma origem genética (o organismo produz pouco HDL naturalmente). O sedentarismo, a má alimentação e o tabagismo reduzem o HDL", explica a cardiologista Olga Ferreira de Souza, coordenadora de Infraestrutura da Sociedade Brasileira de Cardiologia e coordenadora de Métodos da Sociedade Brasileira de Arritmias Cardíacas.

Além disso, pessoas com HDL baixo têm maior chance de terem problemas cardiovasculares, como infarto, AVC e doença coronariana. "Uma diminuição de 4mg/dl no HDL promove um aumento de 10% na incidência da doença arterial coronária. Mesmo que os valores de LDL sejam adequado, o fato de ter HDL baixo, aumenta esse risco", alerta o cardiologista Marcelo Cantarelli, presidente da Sociedade Brasileira de Cardiologia Intervencionista. Veja a seguir como manter os níveis de HDL mais altos.

1. Corte os alimentos açucarados

O açúcar não tem uma relação direta com o colesterol HDL, no entanto, reduzi-lo na dieta ajuda no emagrecimento, que está intimamente ligado a este índice. "A redução de peso pode aumentar o HDL de 5% a 20%", ensina o cardiologista Cantarelli. Esse tipo de açúcar é metabolizado muito rápido pelo organismo, trazendo grandes quantidades de energia para o corpo ao mesmo tempo. Quando essa energia não é usada, se torna gordura, que costuma aumentar o colesterol LDL devido à sua própria produção hormonal.

2. Evite a gordura trans

A gordura trans é uma grande inimiga da saúde do coração e está diretamente ligada à redução do colesterol HDL. "Essa gordura normalmente ocupa o lugar do colesterol HDL na proteína que o carrega, fazendo com que ele circule em menor quantidade no corpo", explica o nutrólogo Roberto Navarro. Além disso, ela também incentiva a produção de proteínas que carregam o colesterol LDL no fígado, aumentando a quantidade deste tipo de lipídio no corpo.

3. Aposte nos ômega-3 e 9

Chamados de ácidos graxos poli-insaturados, os ômega-3 e 9 são essenciais para o bom funcionamento do organismo e ajudam também a aumentar o colesterol HDL. "Eles podem promover discreta elevação de menos de 3% em seus níveis", considera Cantarelli. Além disso, eles e o ômega-6 são de grande importância para reduzir o risco de doenças cardiovasculares. "São diversos os mecanismos envolvidos nessa melhora, entre eles o aumento da remoção das partículas de LDL e a redistribuição do colesterol para os tecidos", reforça o especialista. Esses ácidos são encontrados nos óleos vegetais (como azeite de oliva, óleo de canola, soja, milho e girassol) e peixes de águas frias e profundas.

4. Pratique atividades físicas
"O exercício aumenta o nível de HDL, porém este aumento é proporcional à quantidade de exercício realizado e à frequência", considera a cardiologista Olga. A atividade física regular pode trazer um aumento de 30% desse tipo de colesterol. Um bom número é praticar ao menos três vezes na semana.

5. Maneire as bebidas alcoólicas
O álcool pode ajudar a aumentar o HDL. "Não se sabe ao certo quais os mecanismos envolvidos, mas

é certo que até 300 ml ajudam a melhorar esse perfil lipídico", considera Roberto Navarro. No entanto, se você exagerar nessa quantidade, o tiro sai pela culatra, literalmente, já que os níveis de triglicérides aumentam, causando problemas cardiovasculares da mesma forma.

6. Pare de fumar

Fumantes que abandonam o hábito podem ter um aumento de 5% no seu HDL circulante. "Não se sabe ao certo o porquê dessa relação, mas o tabaco de alguma forma reduz a circulação desse colesterol", explica Navarro. E ainda por cima aumenta mais as chances do aparecimento de doenças cardiovasculares, já que danifica os vasos sanguíneos, o que propicia o acúmulo de colesterol LDL.

CAPÍTULO XVIII
BENEFÍCIOS DA CAMINHADA PARA O CORPO E A MENTE

Ela controla a pressão, diabetes, protege contra demência e ainda emagrece

Você conhece algum exercício mais fácil de praticar do que a caminhada? Ela não exige habilidade, pode ser feito praticamente a qualquer hora do dia, não tem restrição de idade e ainda pode ser feita dentro de casa se a pessoa tiver uma esteira. "Para uma pessoa que não pratica nenhum tipo de esporte, uma caminhada de 10 minutos por dia já provoca efeitos perceptíveis ao corpo, depois de apenas uma semana," explica o fisiologista do esporte Paulo Correia, da Unifesp. Além da melhora do condicionamento físico, as vantagens de caminhar para a saúde do corpo e da mente são muitas, e comprovadas pela ciência. A seguir, 11 benefícios que esse hábito pode fazer para você. Confira aqui e movimente-se:

1.Melhora a circulação

Um estudo feito pela USP, de Ribeirão Preto, provou que caminhar durante aproximadamente 40 minutos é capaz de reduzir a pressão arterial durante 24 horas após o término do exercício. Isso acontece porque durante a prática do exercício, o fluxo de sangue aumenta, levando os vasos sanguíneos a se expandirem, diminuindo a pressão.

Dicas para começar a fazer caminhada e corrida

Além disso, a caminhada faz com que a as válvulas do coração trabalhem mais, melhorando a circulação de hemoglobina a e oxigenação do corpo. "Com o maior bombeamento de sangue para o pulmão, o sangue fica mais rico em oxigênio. Somado a isso, a caminhada também faz as artérias, veias e vasos capilares se dilatarem, tornando o transporte de oxigênio mais eficiente às partes periféricas do organismo, como braços e pernas", explica o fisiologista Paulo Correia.

2.Deixa o pulmão mais eficiente

O pulmão também é bastante beneficiado quando caminhamos. De acordo com Paulo Correia, as trocas gasosas que ocorrem nesse órgão passam a ser mais poderosas quando caminhamos com frequência. Isso faz com que uma quantidade maior de impurezas saia do pulmão, deixando-o mais livre de catarros e poeiras.

"A prática da caminhada, se aconselhada por um médico, pode ajudar também a dilatar os brônquios e prevenir algumas inflamações nas vias aéreas, como bronquite. Em alguns casos mais simples, ela tem o mesmo efeito de um xarope bronco dilatador", explica.

3. Combate a osteoporose

O impacto dos pés com o chão tem efeito benéfico aos ossos. A compressão dos ossos da perna, e a movimentação de todo o esqueleto durante uma caminhada faz com que haja uma maior quantidade estímulos elétricos em nossos ossos, chamados de piezelétrico. Esse estímulo facilita a absorção de cálcio, deixando os ossos mais resistentes e menos propensos a sofrerem com a osteoporose.

"Na fase inicial da perda de massa óssea, a caminhada é uma boa maneira de fortalecer os ossos. Mesmo assim, quando o quadro já é de osteoporose, andar frequentemente pode diminuir o avanço da doença", diz o fisiologista da Unifesp.

4. Afasta a depressão

Durante a caminhada, nosso corpo libera uma quantidade maior de endorfina, hormônio produzido pela hipófise, responsável pela sensação de alegria e relaxamento. Quando uma pessoa começa a praticar exercícios, ela automaticamente produz endorfina.

Depois de um tempo, é preciso praticar ainda mais exercícios para sentir o efeito benéfico do hormônio. "Começar a caminhar é o inicio de um círculo vicioso. Quando mais você caminha, mais endorfina seu organismo produz, o que te dá mais ânimo. Esse relaxamento também faz com que você esteja preparado para passar cada vez mais tempo caminhando", explica Paulo Correia.

5. Aumenta a sensação de bem-estar

Uma breve caminhada em áreas verdes, como parques e jardins, pode melhorar significativamente a saúde mental, trazendo benefícios para o humor e a autoestima, de acordo com um estudo feito pela Universidade de Essex, no Reino Unido.

Comparando dados de 1,2 mil pessoas de diferentes idades, gêneros e status de saúde mental, os pesquisadores descobriram que aqueles que se envolviam em caminhadas ao ar livre e também, ciclismo, jardinagem, pesca, canoagem, equitação e agricultura, apresentavam efeitos positivos em relação ao humor e à autoestima, mesmo que essas atividades fossem praticadas por apenas alguns minutos diários.

6. Deixa o cérebro mais saudável

"Caminhar diariamente é um ótimo exercício para deixar o corpo em forma, melhorar a saúde e retardar o envelhecimento."

Caminhar diariamente é um ótimo exercício para deixar o corpo em forma, melhorar a saúde e retardar o envelhecimento. Entretanto, um novo estudo da Universidade de Illinois, nos Estados Unidos, mostra que esse efeito antienvelhecimento do exercício pode ser possível também em relação ao cérebro, ao aumentar seus circuitos e reduzir os riscos de problemas de memória e de atenção. "Os estímulos que recebemos quando caminhamos aumento a nossa coordenação e fazem com que nosso cérebro seja capaz de responder a cada vez mais estímulos, sejam eles visuais, táteis, sonoros e olfativos", comenta Paulo Correia.

O que comer antes dos exercícios físicos?
Outro estudo feito pela Universidade de Pittsburgh, afirma que as pessoas que caminham em média 10 quilômetros por semana apresentam metade dos riscos de ter uma diminuição no volume cerebral. Isso pode ser um fator decisivo na prevenção de vários tipos de demência, inclusive a doença de Alzheimer, que mata lentamente as células cerebrais.

7. Diminui a sonolência
A caminhada durante o dia faz com que o nosso corpo tenha um pico na produção de substâncias estimulantes, como a adrenalina. Essa substância deixa o corpo mais disposto durante as horas subsequentes ao exercício. Somado a isso, a caminhada melhora a qualidade do sono de noite.
"Como o corpo inteiro passa a gastar energia durante uma caminhada, o nosso organismo adormece mais rapidamente no final do dia. Por isso, poucas pessoas que caminham frequentemente têm insônia e,

consequentemente, não tem sonolência no dia seguinte", completa o especialista da Unifesp.

8. Mantém o peso em equilíbrio e emagrece

Esse talvez seja o benefício mais famoso da caminhada. "É claro que caminhar emagrece. Se você está acostumado a gastar uma determinada quantidade de energia e começa a caminhar, o seu corpo passa a ter uma maior demanda calórica que causa uma queima de gorduras localizadas", afirma Paulo Correia.

E o papel da caminhada na perda de peso não para por aí. Pesquisadores da Universidade de Yale, nos Estados Unidos, mostrou que, mesmo horas depois do exercício, a pessoa continua a emagrecer devido à aceleração do metabolismo causada pelo aumento na circulação, respiração e atividade muscular.

A conclusão foi de que os músculos dos atletas convertem constantemente mais energia em calor do que os de indivíduos sedentários. Isso ocorre porque quem faz um treinamento intensivo de resistência, como é o caso da caminhada, tem um metabolismo mais acelerado.

9. Controla a vontade de comer

Um estudo recente feito por pesquisadores da Universidade de Exeter, na Inglaterra, sugere que fazer caminhadas pode conter o vício pelo chocolate. Durante o estudo, foram avaliadas 25 pessoas que consumiam uma quantidade de pelo menos 100 gramas por dia de chocolate. Os chocólatras tiveram que renunciar ao consumo do doce e foram divididos em dois grupos, sendo que um deles faria uma caminhada diária.

Os pesquisadores perceberam que não comer o chocolate, juntamente com o estresse provocado pelo dia a dia, aumentava a vontade de consumir o doce. Mas, uma caminhada de 15 minutos em uma esteira proporciona uma redução significativa da vontade pela guloseima.

"Além de ocupar o tempo com outra coisa que não seja a comida, a caminhada libera hormônios, como a endorfina, que relaxam e combatem o estresse, efeito que muitas pessoas buscam compulsivamente na comida", afirma Paulo Correia.

10. Protege contra derrames e infartos

Quem anda mantém a saúde protegida das doenças cardiovasculares. Por ajudar a controlar a pressão sanguínea, caminhar é um fator de proteção contra derrames e infarto. "Os vasos ficam mais elásticos e mais propícios a se dilatarem quando há alguma obstrução. Isso impede que as artérias parem de transportar sangue ou entupam", diz Paulo.

A caminhada também regula os níveis de colesterol no corpo. Ela age tanto na diminuição na produção de gorduras ruins ao organismo, que têm mais facilidade de se acumular nas paredes dos vasos sanguíneos e por isso causar derrames e infartos, como no aumento na produção de HDL, mais conhecido como colesterol bom.

11. Diabetes

A insulina, substância que é responsável pela absorção de glicose pelas células do corpo, é produzida em maior quantidade durante a prática da caminhada, já que a atividade do pâncreas e do fígado são estimuladas durante a caminhada devido à maior circulação de sangue em todos os órgãos.

Outro ponto importante é que o treinamento aeróbico intenso produzido pela caminhada é capaz de reverter a resistência à insulina, um fator importante para o desenvolvimento de diabetes. Assim fica comprovado que os exercícios têm ainda mais benefícios contra o mal do que se pensava anteriormente.

"Quanto maior a quantidade de insulina no sangue, maior a capacidade das células absorverem a glicose. Quando esse açúcar está circulando livremente no sangue, pode causar diabetes", explica o fisiologista da Unifesp.

CAPÍTULO XIX
MANTENHA AS SUAS DEFESAS EM FORMA COM VITAMINAS, MINERAIS, PROTEÍNAS E ANTIOXIDANTES

Alimentos e nutrição, bem-estar, dieta equilibrada, nutrientes, produtos de substituição na alimentação

O sistema imunológico não é mais do que o sistema de defesa do organismo. É ele que comanda o seu exército pessoal de 'soldados', que tem como função a proteção do corpo, através da identificação de corpos estranhos – desde vírus, bactérias a parasitas – e a sua subsequente eliminação. Para manter o sistema de defesa em forma, é necessário assegurar uma boa nutrição e um estilo de vida saudável.

A importância dos antioxidantes

As frutas e os legumes são elementos indispensáveis, uma vez que fornecem fitonutrientes em abundância (componentes naturais existentes em todos os alimentos vegetais e que ajudam a manter o bem-estar, atuando como antioxidantes).

Os antioxidantes são necessários para equilibrar os processos que decorrem no organismo e que provocam oxidação. Os processos oxidativos fazem parte do metabolismo, mas a oxidação das células pode ser demasiado agressiva se não for controlada – e este fator pode debilitar a capacidade de combate do organismo. O sistema imunitário conta também com uma 'força especial', papel desempenhado pelos glóbulos brancos. Estes produzem proteínas especializadas, os chamados anticorpos, que procuram e destroem vírus e bactérias invasores.

Sabia que os anticorpos são proteínas?

Como os anticorpos são proteínas, precisamos de obter, através da alimentação, as proteínas adequadas de modo a assegurar a produção de anticorpos. Os alimentos equilibrados ricos em proteína, como o peixe, frango, carnes magras, produtos de soja e laticínios, fornecem os blocos construtores necessários ao organismo para criar estas proteínas especializadas.

A importância de manter o bom funcionamento do sistema digestivo

Manter o bom funcionamento do sistema digestivo é também importante. O trato intestinal alberga milhões de bactérias que desempenham variadíssimas funções que asseguram o nosso bem-estar. Quando o sistema está povoado de bactérias 'boas', as bactérias nocivas deixam de ter espaço para poderem aceder ao trato intestinal. Algumas das melhores fontes destas bactérias benéficas são os laticínios, como por exemplo, os iogurtes.
Comer bem é realmente meio caminho andado para assegurar o seu bem-estar. E para ajudar o organismo a combater os invasores, o seu 'exercito' interno precisa obter a melhor nutrição possível.

A importância das vitaminas e minerais

As vitaminas e os minerais ajudam a controlar o peso, a manter o bem-estar e a vitalidade. São essenciais ao desenvolvimento e funcionamento do corpo.

As vitaminas ajudam também o organismo a obter energia dos alimentos, apoiando o desenvolvimento e a reparação da pele, ossos e músculos.

Déficits mínimos podem causar danos permanentes.

O estresse, uma alimentação pobre e a exposição a elementos poluentes fazem com que muitas vezes seja importante suplementar a alimentação com vitaminas e minerais que o organismo não obtém na quantidade certa.

Existem 17 minerais, como o cálcio, o ferro e o magnésio, que temos de obter através da alimentação, uma vez que o nosso organismo não consegue produzi-los.

O corpo necessita de todas as vitaminas e minerais essenciais para funcionar devidamente. A carência de uma ou outra vitamina ou mineral, pode resultar numa deficiência. O suplemento de multivitaminas fornece cerca de 20 vitaminas e minerais, para ajudá-lo a atingir 100% dos requisitos diários de vitaminas e minerais, quando utilizada em conjunto com uma dieta equilibrada e variada.

Segundo o Ministério da Saúde o consumo de, pelo menos, 5 doses variadas de fruta e legumes por dia, pode ajudar a reduzir, até 20%, o risco de surgirem doenças crônicas, como por exemplo, doenças cardíacas, derrames cerebrais e cancros. E contribuem para obter a dose diária de antioxidantes, vitaminas e minerais que vão contribuir para manter as suas defesas em forma.

A importância dos suplementos alimentares

A importância de tomar suplementos alimentares cresceu Com o ritmo de vida que as pessoas estão levando nas ultimas décadas o consumo de alimentos saudáveis se torna cada vez mais raro, pois com a facilidade encontrada nas redes de fast food ou em alimentos congelados dos supermercados atraem a maior parte das pessoas que tem o cotidiano corriqueiro. Em consequência essas pessoas adquirem uma deficiência de vitaminas e sais minerais muito grande e um excesso de gordura, açúcares e sal, em seu corpo e acabam recorrendo a suplementos alimentares para suprir essa deficiência. Existem tipos diferentes de suplementos alimentares e cada um deles serve para determinado objetivo como para emagrecer, engordar, para atletas ou para pessoas que querem criar musculatura em seu corpo. Esses suplementos são uma combinação de vitaminas, minerais, proteínas, fibras e outras coisas essenciais que são encontrados geralmente em frutas e legumes frescos, mas que não são ingeridos na quantidade necessária.

Suplementos alimentares para controlar peso

O suplemento alimentar não é um anabolizante, mas é um composto dos nutrientes considerados indispensáveis para uma vida saudável e por isso que muitos nutricionistas acabam recomendando o consumo desses suplementos alimentares. A grande vantagem é que quem os consome consegue manter o corpo em ótimo funcionamento e conseguem mantê-lo sempre em forma, se combinar o suplemento certo com atividades físicas conseguirá definir os músculos e também conseguira manter a energia necessária para realização de desportos ou para realizar as atividades diárias.

A recomendação é que procure o auxilio de um nutricionista para que saiba controlar as dosagens e para que acompanhe os efeitos obtidos pelos suplementos, pois todos nós sabemos que o metabolismo de cada pessoa é diferente e que cada pessoa precisa apenas consumir o que realmente o seu corpo precisa para que não mude drasticamente o funcionamento do mesmo.

Suplementos alimentares para o bem estar

Além de organizar todo o funcionamento do corpo os suplementos alimentares adequados podem ser os responsáveis de uma vida saudável longe da obesidade ou da falta de massa muscular, muitas vezes podem prevenir doenças e melhora a velhice afinal os suplementos podem repor todas as vitaminas e proteínas perdidas no cozimento de alimentos importantes ou em frutas que são amadurecidas artificialmente, sem contar que muitos alimentos sofrem com o uso de agrotóxicos.

Suplementos alimentares para a prática esportiva

Os atletas ou pessoas que gostam de praticar algum tipo de esporte talvez precise de suplementos para que o corpo acompanhe o ritmo de determinada atividade, muitas vezes essa necessidade se deve ao grande consumo de energia devido aos treinos frequentes e os suplementos servem para que o corpo funcione adequadamente.

Suplementos alimentares para perder peso

Já para quem quer perder peso provavelmente precisará evitar comer alguns tipos de comida, mas de qualquer forma o corpo precisa de nutrientes para se manter saudável assim conseguirá eliminar os quilos sem desgastar e sem prejudica a saúde. Para quem precisa ganhar mais peso devido a algumas dificuldades do metabolismo ou a falta de alimentação adequada a solução não é adquirir alimentos gordurosos, pois isso vai prejudicar a saúde e pode até contribuir para que a falta de massa corporal vire o ganho desenfreado de peso. Os suplementos alimentares não interferem nos hábitos alimentares, mas apenas supre a falta dessas proteínas que são responsáveis pela criação saudável de massa corporal.

Mas não deixe a tarefa pesada para os suplementos alimentares e procure manter uma vida mais saudável ingerindo alimentos saudáveis e praticando exercícios físicos diariamente, nunca dispense um acompanhamento medico para ingerir esses suplementos, pois ao invés de ajudar o seu corpo acabará prejudicando-o ainda mais.

CAPÍTULO XX
REPOSIÇÃO DE MINERAIS ÉIMPORTANTE PARA PREVENIR DOENÇAS

A terapia ortomolecular ou oligoterapia vem cada vez mais, conquistando o seu espaço, hoje os minerais são reconhecidos pela OMS(organização mundial de saúde) como fundamentais para o bom funcionamento do corpo, eles participam de tudo, equilibrando o metabolismo, ajudam a evitar o acúmulo de gordura, a perda de vitalidade, o envelhecimento precoce, estimulam a produção de hormônios e muito mais.

Os minerais são substâncias orgânicas, e os verdadeiros heróis que mais ouvimos falar são o Cromo, Selênio, Magnésio, Potássio, Zinco, Cálcio, mas temos por exemplo, o Molibdênio que previne anemia, e a impotência sexual masculina, ele é considerado o promotor do bem estar. Fontes de Molibdênio – ovo de codorna e gérmen de trigo.

Recentemente, a mídia publicou uma matéria sobre a importância do mineral Vanádio. O Vanádio foi estudado recentemente e hoje sabemos que ele retarda a formação do colesterol nos vasos sanguíneos. Ele é usado também nas doenças de pele como eczema e psoríase, e diminui os níveis de açúcar no sangue e a pressão arterial prevenindo assim doenças cardíacas.

A única fonte de água com Vanádio fica em Ibirá interior de São Paulo, existia uma outra fonte na

França, mas ela secou. Fontes de Vanádio – rabanete, salsa, lagosta nem sempre comemos esses alimentos diariamente por isso a importância de uma reposição.

Excesso de comida enlatada, industrializada, o estresse, a poluição do ar contribuem para termos metais tóxicos transitando pela corrente sanguínea.

O excesso de Chumbo, por exemplo, que pode estar presente na tintura de cabelo (ela contém acetato de Chumbo) vai deixar o metabolismo lento e a pessoa estará sempre cansada, e é um dos fatores que contribuem para o aumento da depressão.

Estudos mostram que na depressão, na ansiedade, na crise de angustia, no estresse a tendência é comermos muito mais carboidratos. As crises de desequilíbrio emocional, são os maiores causadores da fome emocional, onde a pessoa terá uma necessidade de comer alimentos com alto índice glicêmico, doces, massas, chocolate, porque esses alimentos dão a sensação de bem estar, eles estimulam a produção de serotonina neurotransmissor que ajuda equilibrar o humor e saciedade.

Mas a fome emocional vem de uma necessidade de preenchimento de um vazio que é de ordem emocional, um sentimento da falta de algo, frustração, abandono, solidão, não adianta queremos preencher isso com comida, bens materiais, bebida, sexo, drogas.

É preciso uma avaliação das mudanças internas, entender melhor seus sentimentos e o porquê de você estar sentindo isso, organizar melhor para conseguir mudar e ter novos ideais, novo pensar, novo agir.

O grande perigo é que as pessoas que ganham peso devido ao stress tendem a acumular gordura na região abdominal, aumentando as chances de desencadear doenças como o diabetes, a pressão alta, infarto e derrame.

É comum as pessoas não saberem que seus sintomas são frutos de causas emocionais. Comer compulsivamente quando se está chateado com alguma coisa, é bastante comum, mas nesse momento estamos "comendo emoção."

Outro exemplo de desequilíbrio emocional é a enxaqueca, onde predominam pensamentos ruminantes e perturbadores, sentimentos muito negativos que vão levar a uma baixa estima, e que torturam a mente.

E as alergias, também, se manifestam em situações de conflitos internos. A rinite está ligada a uma profunda irritação com as pessoas próximas ou ambientes que trouxe desconforto.

Os minerais têm o poder de equilibrar o organismo como um todo, é uma faxina interna, eles varrem substancias nocivas e expulsam do organismo as toxinas. Com o corpo funcionando melhor, tratar das emoções perturbadoras fica mais fácil, transformar hábitos limitantes, culpas, medos, inseguranças e tantos outros pensamentos doentios.

CAPÍTULO XXI

CÉREBRO X ANSIEDADE: Cuidar da saúde mental ajuda a controlar a ansiedade

Quem nunca teve um branco na hora de uma prova ou não conseguiu dormir por causa de uma pendência no trabalho? Essas pequenas preocupações afetam o cérebro e o corpo, e muitas vezes podem até virar doença. Além disso, esse estado de atenção provocado pela ansiedade ainda pode desencadear reações físicas como falta de ar, taquicardia, boca seca, tremedeira, sudorese. Sem falar nos problemas psicológicos: insônia, insegurança, irritabilidade, tristeza. São mais de 30 sintomas que podem aparecer do nada.

Segundo o neurologista Leandro Teles, formado e especializado pela USP e Membro Efetivo da Academia Brasileira de Neurologia (ABN), a ansiedade não deve ser ignorada, principalmente quando vem acompanhada de problemas de atenção e memória. "A partir do momento em que o cérebro identifica que estamos preocupados, a amígdala e o hipotálamo, interpretam como se o corpo estivesse em perigo e liberam hormônios, como a adrenalina e os glucocorticóides, que aumentam o batimento cardíaco e a respiração, daí surgem problemas de taquicardia e falta de ar", explica.

Além disso, o estado de atenção que a ansiedade provoca ainda inibe o sistema digestivo, deixando a boca seca. "A maioria das pessoas ficam ansiosas a maior parte do tempo sem nenhuma razão aparente. Entretanto, em alguns casos essa ansiedade pode ser tão intensa que pode interferir no seu dia a dia. Essa sensação de medo, receio, apreensão é tão desconfortável, que, para evitá-la, as pessoas deixam de fazer coisas simples, como usar o elevador", afirma o neurologista.

No Brasil, estima-se que 23% da população tenha algum tipo de distúrbio ansioso ao longo da vida. "As chances de morrer de problemas cardíacos pode ser até quatro vezes maior para quem tem a síndrome do pânico, estresse pós-traumático, fobias, transtorno obsessivo-compulsivo (TOC) e ansiedade generalizada." "Mas a boa notícia é que todos têm cura", revela o Dr. Leandro Teles.

Todo tipo de ansiedade pode ser tratado. Existem alguns medicamentos como os benzodiazepínicos ou ansiolíticos, que atingem as áreas do cérebro responsáveis pela ansiedade. "Quando o benzodiazepínicos chega ao cérebro inicia a produção do ácido gamaaminobutírico (Gaba), que é considerado um sedativo do sistema nervoso, pois ele inibe as atividades do cérebro que produzem a ansiedade", esclarece Teles.

Esses medicamentos são ideais para ansiedades pontuais, por exemplo, para quem tem medo de andar de avião. "Esses medicamentos podem até diminuir a ansiedade, mas nada vai adiantar se a pessoa não parar de ter pensamentos catastróficos", alerta o especialista.

De acordo com o neurologista, existem algumas atitudes que podem ajudar a controlar a ansiedade, siga os conselhos do Dr.Leandro e livre-se desse pesadelo:

1)Pratique atividades físicas regularmente;

2)Mantenha uma alimentação balanceada;

3)Tente reduzir o estresse diário;

4)Se precisar aposte em massagens e terapias para relaxar;

5)Mantenha o controle da respiração para reduzir as reações do sistema nervoso;

6)Ocupe a cabeça com coisas boas;

7) Procure ter uma boa noite de sono.

CAPÍTULO XXII
ESTILO DE VIDA
SAUDÁVEL PARA O
SISTEMA
IMUNOLÓGICO

O nosso corpo vive uma guerra diária para nos proteger de todo o tipo de bactérias, vírus e outros micróbios que possam prejudicar a nossa saúde. Por isso, é importante sempre manter o nosso sistema imunológico – a barreira que nos defende – sempre muito saudável para aguentar todos os ataques externos. Esse sistema imunológico é composto por milhares de células, que possuem diversos tipos e, além disso, também diferentes funções no nosso corpo. Porém, todas elas trabalham com a grande responsabilidade de defesa do nosso organismo, além de lutar para manter um ótimo funcionamento do nosso corpo.

SISTEMA IMUNOLÓGICO

Por mais que o nosso ambiente esteja repleto de substâncias possivelmente tóxicas e protozoários que não estamos visualizando, podemos nos proteger fortalecendo o nosso sistema imunológico para garantir que não iremos contrair doenças originadas por estes antígenos – como chamamos de maneira genérica. Se esse fortalecimento não acontece, o nosso corpo irá reagir com o desenvolvimento de alergias e infecções.

Como o nosso Sistema Imunológico funciona

Se um invasor adentra o nosso corpo, como microrganismos que podem ser bactérias, fungos, protozoários, vírus ou até mesmo agentes nocivos, como substâncias tóxicas encontradas em veneno de animais peçonhentos, o nosso organismo gera imediatamente um mecanismo de defesa – ou seja, a resposta imune.

Os invasores são primeiramente detectados pelos macrófagos, presentes nos tecidos conjuntivos e no sangue, e responsáveis pelo processo de fagocitar, que consiste em englobar e digerir essas substâncias no organismo. Além de realizar essa digestão, eles também se comunicam com outros componentes, avisando que há algo errado e anunciando a presença de "invasores" em nosso organismo.

Depois disso, entram em ação os linfócitos, estimulando a produção de compostos chamados de interleucinas, que por sua vez, estimulam mais linfócitos e assim eles vão se multiplicando até que os invasores sejam totalmente desativados e eliminados.

CUIDAR DE NOSSO SISTEMA IMUNOLÓGICO

A professora de nutrição da Universidade Cruzeiro do Sul, Maria Lucia Perrela, explica que nossas escolhas alimentares fazem total diferença no funcionamento desse sistema, fato que muitas pessoas desconhecem ou ignoram. "Quando se fala em estilo de vida saudável, deve-se considerar, além da prática de atividade física, dormir oito horas por dia, ter uma alimentação equilibrada, não fumar ou beber em excesso", ressalta a especialista.

Pensando nisso, ela preparou uma lista de 20 alimentos que fortalecem o sistema imunológico, dividindo-os em sete grupos. Que tal incluí-los na dieta e deixar sua saúde ainda melhor?

Primeiro grupo: laranja, limão, goiaba, melão, mamão e morango.

São fontes alimentares de vitamina C, que tem propriedade antioxidante, ou seja, evita a oxidação das células do sistema imunológico. Portanto, ao consumi-los, você impede a morte das células e permite que o seu organismo esteja mais preparado quando for exposto aos agentes agressores.

Segundo grupo: ostras, carne bovina, amêndoas e nozes.
São fontes de zinco, que age no funcionamento de diferentes enzimas, aumentando a imunidade das células e sua capacidade de defesa no combate às bactérias. Para os idosos, é recomendada, inclusive, a ingestão de suplemento de zinco, para a redução do quadro de infecções.

Terceiro grupo: alho.
O alimento melhora a função das células do sistema imunológico, tornando, assim, resfriados e gripes menos graves.

Quarto grupo: cogumelos.
Estimulam a ação dos linfócitos (células do sistema imune), fortalecendo o sistema imunológico.

Quinto grupo: iogurte.

É portador de bactérias que agem sobre mediadores da resposta inflamatória no organismo, ajudando a combater doenças inflamatórias do intestino.

Sexto grupo: peixes, castanha do Pará, algas e caju. Todos eles possuem as gorduras ômegas 3 e ômega 6, que melhoram a resposta imunológica quando associadas a uma alimentação balanceada.

Sétimo grupo: cenoura, manga, goiaba ou vegetais e frutas nas cores amarela, laranja e vermelha. Esses alimentos ativam o sistema imunológico.

Adote um estilo de vida saudável
Escolher um estilo de vida saudável pode ajudar porque o sistema imunológico é parte do corpo e o corpo funciona melhor quando saudável. Neste caso:

- Não fume;
- Adote uma dieta rica em frutas, verduras e grãos integrais, e pouca gordura saturada;
- Pratique exercícios;
- Mantenha-se com um peso saudável;
- Controle a pressão sanguínea;
- Se você bebe bebidas alcoólicas, faça-o com moderação;
- Garanta horas de sono apropriadas;

- Evite infecções: lave as mãos com frequência e cozinhe os alimentos;
- Visite seu médico regularmente.

Como fortalecer o sistema imunológico

Uma maneira natural de fortalecer o nosso sistema imunológico contra o ataque de sustâncias invasoras que possam prejudicar a nossa saúde é ingerindo *aloe vera,* ou como também conhecemos, babosa. O que ela faz no nosso organismo? Simplesmente aumenta em dez vezes o potencial de defesa, fazendo com que tenhamos dez vezes mais chances de não desenvolvermos doenças originadas por esses micro-organismos.

Por outro lado, se ficarmos expostos a substâncias muito tóxicas e nosso sistema imunológico não for capaz de defender completamente o nosso organismo, ele pode vir a desenvolver algumas infecções. Essas infecções são a resposta imune natural do nosso corpo e se ingerirmos anti-inflamatórios neste processo, é quase como uma ação de sabotagem ao mecanismo natural de auto-cura que possuímos. A aloe vera possui em sua base um poder anti-inflamatório, agindo de maneira muito suave em nosso organismo, atuando de modo indireto e extremamente gentil, para que o ciclo do processo natural inflamatório seja interrompido sem perturbar a saúde do nosso corpo.

No mercado há diversas opções que utilizam esse princípio. O Brasil já possui experiência na utilização dessa planta, contendo diversos produtos à disposição para ingestão, como sucos ou água, que podem fortalecer o nosso sistema imunológico e aumentar a nossa chance de defesa.

CAPÍTULO XXIII
USE O BANHO PARA BENEFICIAR SUA SAÚDE E BEM-ESTAR

A temperatura e os óleos essenciais podem ser benéficos para o corpo e a mente

Tomar banho é mais do que um ritual de limpeza, é quase que um aspecto cultural. Por exemplo, enquanto no Brasil é comum tomar banho todos os dias (até mesmo mais de um banho por dia!), em alguns países da Europa o mais usual é pular o banho algumas vezes. Para algumas pessoas o banho chega a ser uma forma de ganhar disposição no inicio do dia, ou de tirar junto com a sujeira todo o cansaço provocado pela rotina.

Porém, a saúde também agradece o hábito de banhar-se com regularidade. "O banho auxilia na saúde da pele, retirando as impurezas dos poros. Para o bem-estar ele se torna importante, pois traz alívio das tensões e proporciona o relaxamento", considera a dermatologista Mônica Aribi, membro da Academia Europeia de Dermatologia e da Academia Americana de Dermatologia.

Para saber melhor como tirar proveito do seu banho para a saúde e o bem-estar, veja a seguir como a temperatura da água, tipo do banho e mesmo uso de óleos naturais pode ajudar:

Banho morno

Uma das formas mais indicadas de banho é com a água morna. De preferência entre 27 e 36 graus Celsius. Além de ser o tipo de temperatura mais adequado para a pele, os banhos mornos são excelentes depois de um dia cansativo. "O calor dilata os vasos sanguíneos da pele e relaxa os músculos, o que ajuda muito na sensação de bem-estar e relaxamento do corpo", ensina a dermatologista Natalia Cymrot, mestre em dermatologia pelo Hospital das Clínicas da Faculdade de Medicina da Universidade de São Paulo. Inclusive, esse processo faz com que haja liberação de endorfinas, o que pode ajudar em alguns casos de insônia.

Banho quente

Se o banho morno é relaxante, imagine se a água estiver quente! Apesar de isso parecer lógico, o banho quente (principalmente quando passa de 42°C) não é nada indicado e pode prejudicar a saúde da pele.

O primeiro ponto é que banhar-se apenas com a água quente pode ser ruim para a saúde da pele: afinal a camada de sebo natural da pele é retirada, causando um ressecamento, o que pode resultar em coceira, vermelhidão, descamação e eczema, lista a dermatologista Natália. "Se isto ocorrer, deve-se aplicar hidratantes logo nos três primeiros minutos após o banho, com a hidratação da pele ainda úmida, pois esta absorve bem mais o produto neste momento", explica a especialista. Quem tem uma pele que tende à oleosidade, pelo contrário, pode ter um efeito rebote e ficar com a pele ainda mais oleosa.

Outro problema do banho muito quente é que o relaxamento excessivo pode causar um efeito reverso: você se sente mais cansado e sem energia do que quando saiu.

Jatos de água fria

Se você é daqueles que foge de água gelada, um banho de água fria, literalmente, traz diversos benefícios à saúde. "A água fria melhora a disposição para as nossas atividades e ativa a circulação. O frio promove constrição vascular na pele e com isso, favorece a irrigação sanguínea dos outros órgãos, mais nobres, como o cérebro, por exemplo, deixando o corpo mais acordado", descreve a dermatologista Natalia.

De acordo com a dermatologista Mônica Aribi, International Fellow da Academia Europeia de Dermatologia e da Academia Americana de

Dermatologia, o banho com água fria também ajuda o corpo a não desidratar, e é mais indicado em situações em que a pele está muito seca ou inflamada.

Intercale as temperaturas

Um bom jeito de aumentar os benefícios do banho frio é, surpreendentemente, intercalá-lo com o banho morno. "A temperatura fria promove bem-estar e energia, e a temperatura morna promove relaxamento, sem ressecar a pele. Além disso, há uma melhor circulação, pois há constrição e dilatação vascular alternada", considera Natália. Assim você não corre os riscos causados por um banho gelado muito longo e ainda encontra melhoras.

Aproveite os óleos naturais

Não só de água é feito o banho. E se as temperaturas já podem causar bons efeitos não só ao corpo, como ao bem-estar, incluir aromas especiais sempre é uma boa pedida para intensificar o efeito desejado. Para tanto, é sempre possível usar sais de banho, sabonetes líquidos, cremes esfoliantes, entre outros.

Óleos essenciais como o de cereja, uva ou amêndoa são bem absorvidos pela pele durante o banho. "O melhor momento para usá-los é antes do último enxágüe", explica Mônica Aribi.

Porém, nada de abusar desses produtos. "Ficar esfregando o sabonete ou esfoliantes por muito tempo pode ressecar a pele e deixá-la mais suscetível ao desenvolvimento de eczemas, alergias, infecções, sensação de coceira e descamação", considera a dermatologista Natalia. Para evitar reações desagradáveis, recomenda-se diluir os óleos essenciais em óleos carreadores (de semente de uva, de jojoba, e de gérmen de trigo), praticamente inodoros, antes de adicioná-los à água.

Mergulhe no relaxamento

Banhos de imersão não são acessíveis a todos, mas quem tem uma banheira em casa pode se aproveitar de seus benefícios. "Em alguns problemas de pele, como em pacientes com prurido crônico, os banhos de imersão podem trazer benefícios. Nesse caso, podemos adicionar ao banho um pouco de maisena", exemplifica a dermatologista Mônica.

Banho de espuma

Já os banhos de espuma são interessantes para o relaxamento, até por trazer um aspecto lúdico para a hora da limpeza. Porém, ele não traz nenhum benefício para a saúde ou para a pele. "Quanto mais espuma se formar, maior a chance de o produto ressecar a pele. Portanto, banhos de espuma devem ser esporádicos, e evitados em peles com tendências a ressecar mais facilmente", pondera a dermatologista Natalia.

CAPÍTULO XXIV

AS FORMAS DE MELHORAR A SUA AUTOESTIMA

A questão está ligada a como cada pessoa se vê e pode ser trabalhada de diversas formas

Muito se fala de autoestima e pouco se sabe como, de fato, aumentá-la. A autoestima envolve crenças e emoções. O que você pensa sobre você mesmo? O que deseja para você? Como desejaria ser? E como seria se você fosse exatamente como deseja ser? Pense agora como você se sente a respeito disso. Essas e outras perguntas geram pensamentos que criam sentimentos bons ou ruins. Como exatamente você se avalia? Como se julga? Como pensa sobre si mesmo? A forma como cada pessoa pensa sobre si determina o resultado de uma baixa ou alta autoestima. E como você se sente em relação a você mesmo? Quais são seus sentimentos sobre você?

A autoestima também está ligada a características pessoais da personalidade e ser algo permanente ou temporário. Podem ser traços marcantes de como a pessoa se porta, de como ela lida com os próprios sentimentos e com os estímulos externos da vida cotidiana. E também podem ser condições psicológicas momentâneas, um estado específico mediante um fato ocorrido.

Sorriso bonito é fundamental para autoestima

Ainda dentro da autoestima podemos pensar sobre três pontos:

Auto-imagem - a imagem estética de si próprio.

Auto-aceitação - aceitar plenamente a si mesmo com as qualidades e os defeitos. Isso não quer dizer não poder mudar ou não detectar pontos a serem melhorados, é justamente ser capaz de olhar para si mesmo e conseguir aceitar quem se é e buscar sempre o caminho da melhoria continua. Viver é aprender, praticar e mudar quando for preciso.

Autoconfiança - confiar em si próprio, sendo capaz de manter a própria personalidade, de poder mudar quando e se for preciso, de atingir os objetivos desejados. Está também ligado ao poder de desejar aquilo que se pode alcançar, mais cedo ou mais tarde, sendo capaz de sonhar e almejar o que se pode ter.

Pessoas com baixa autoestima têm mais dificuldade em buscar novas ações para a criação de mudanças do que outras pessoas. Quando aspectos negativos são percebidos em suas vidas, quem sofre com a baixa autoestima não consegue achar solução e só vê problemas. Isso acontece justamente porque a pessoa não é capaz de confiar em si próprio para a mudança. E também não se sente capaz de enxergar novas possibilidades de comportamento que possam levar a solução.

De modo geral, quem tem autoestima numa parte da vida, costuma ter em outras, mas isso não é uma regra universal. Por isso, é importante lembrar que o conceito de autoestima deve ser entendido por partes. Nem todas as pessoas não são iguais nos diversos setores da vida. Há quem seja capaz de lidar muito bem com seu potencial profissional, mas não consiga viver bem no setor pessoal, amoroso, por exemplo. Isso pode acontecer, principalmente, quando a pessoa tem experiências reforçadas de resultados satisfatórios ou negativos. A autoestima é constituída pelo que cada pessoa pensa e sente de si própria, mas vale ressaltar que isso acontece também por resultado de experiências vividas.

A percepção que cada um tem de si próprio nem sempre é a mesma que outras pessoas têm. Como cada um se vê pode ser muito diferente de como as pessoas o vêem. De qualquer modo, os pensamentos negativos e pouco produtivos costumam ser um bom indício de que as coisas não estão bem dentro de si mesmo e possivelmente pode estar relacionado à questão da autoestima.

Pais têm influência na autoestima das crianças
Ser capaz de criar metas, sonhar, planejar e atingir os objetivos pode ajudar a fortalecer a autoestima. Mas, isso é uma parte do processo, afinal, ser capaz de acreditar que se pode vencer já faz bem a mente. Por isso, quando os pensamentos são diferentes de coisas boas e saudáveis, o melhor a se fazer é cuidar da expectativa, do que se deseja e espera de si mesmo. O importante é encarar a vida como uma

bela escola, cheia de ensinamentos e novidades. O conhecimento de qualquer coisa é assimilado através da repetição e da satisfação de se permitir ser aprendiz.

São diversas as técnicas de terapia que podem ajudar nesse processo de autodescobrimento e autoestima. A psicologia é uma ciência que se ocupa também desse tipo de pensamento e emoção. Hipnose e programação neurolinguística (PNL) são ferramentas muitos úteis e bem aplicáveis para o propósito de cura e bem estar pessoal.

CAPÍTULO XXV

TÉCNICAS PARA MEDITAR E ACALMAR A MENTE

A lista de benefícios oferecidos pela meditação não encontra limites. A técnica milenar ajuda a disciplinar e acalmar a mente, trazendo conforto emocional e aumentando nossa capacidade de concentração. "É um exercício ótimo para nos ajudar a lidar com as nossas emoções", diz Maria José Rocha Correia, professora da Associação Palas Athena.

E se você é do tipo que nunca nem pensou em usufruir de tudo isso, apavorado só de pensar na combinação cheiro de incenso mais música instrumental, tem tudo para mudar de idéia. Existem técnicas para todos os tipos de perfil: dá para meditar de olho aberto, vendo uma imagem bonita, entoando mantras ou simplesmente em silêncio, num lugar calmo.

O tempo para sentir todas essas melhoras varia de uma pessoa a outra e tem pouca relação com a duração da prática. "O que conta é a firmeza de propósito, a disciplina e a regularidade para criar o hábito", explica Maria José. É isso mesmo. A meditação é a ginástica da mente, com a vantagem de que bastam 15 minutos diários para desencadear as mudanças na vida dos praticantes.

Há muitas técnicas que conduzem a mente à tranqüilidade. Veja as principais:

Corpo sadio

Apoios fisiológicos usados para melhorar o estado mental. É uma das mais comuns e simples de fazer. Concentre-se na respiração, nas batidas do coração ou na pulsação do corpo. Sente na chamada pose de índio (ou posição de lótus), com a coluna reta e as pernas cruzadas. Feche os olhos e focalize o fluxo de ar que entra e sai de seus pulmões.

Essa técnica é aplicada no budismo japonês. "Se uma pessoa está ansiosa e agitada, o gesto de inspirar e expirar o ar longamente simboliza expelir o que está incomodando. É a saída do excesso de peso, propiciando um estado de serenidade", explica Maria José. A prática hinduísta do tantrismo se concentra nas pulsações e o taoísmo, baseado na filosofia chinesa, nos batimentos cardíacos.

Cristã e bhakti-ioga

O foco da meditação são as divindades, orações ou textos sagrados. Resgatada pelo monge beneditino inglês John Main (1926-1982), está baseada na repetição de um mantra (sons). Sente-se com as costas retas em um lugar tranquilo, duas vezes ao dia, no período da manhã e à noite. Feche os olhos e repita o mantra Maranatha, que em aramaico significa "Venha, Senhor. Venha, Senhor Jesus".

Transcendental

Não requer concentração ou contemplação. É baseada na repetição de um som particular só conhecido pelo iniciado.

Zen-Budista

Uma das técnicas dessa corrente do budismo é a meditação andando do monge Thich Nhât Hanh. Ao caminhar, conte os passos e sincronize-os com a respiração.

Dinâmica

Criada, especialmente para os ocidentais, pelo líder espiritual Mohan Chandra Rajneesh, o Osho. A técnica mistura elementos de várias culturas, como músicas, danças e movimentos para se conectar com o presente.

Raja Yoga

O foco é a reflexão. Sentados numa posição confortável e de olhos abertos, os praticantes mentalizam pontos positivos da natureza humana, como perdão, bondade, generosidade, compaixão e amor incondicional.

Concentração

Mantras (sons), formas geométricas ou cores são o ponto de atenção. É comum nas práticas hinduístas e budistas. Os praticantes concentram-se num desses aspectos e fazem com que pensamentos e emoções se direcionem a ele.

CAPÍTULO XXVI
DICAS PARA CUIDAR DA VOZ

Beber pouca água, ar condicionado e temperos podem prejudicar as cordas vocais

Rouquidão, dor na hora de falar, aspereza e garganta coçando. Muita gente não leva a sério e acha que cuidar da voz é coisa de quem canta ou trabalha falando o dia inteiro, porém, a "saúde vocal" ou "higiene vocal", como os médicos chamam, é essencial para o aparelho fonador de qualquer pessoa e alguns pequenos cuidados garantem que suas cordas vocais fiquem sempre saudáveis.

"Geralmente, as pessoas procuram um profissional quando o problema já está em um estágio mais avançado. O ideal é prestar atenção nos sinais que a voz nos dá. Ficar rouco com frequência, sentir dor, dificuldade na hora de falar ou viver com a garganta coçando são sinais de que algo vai mal", explica a fonoaudióloga Thays Vaiano.

Como funciona a voz

Cuidados com a voz-cigarro

Os sons que emitimos são, em sua maioria, produzidos pelas cordas vocais. Localizadas na laringe, elas constituem um tecido musculoso com duas pregas.

Quando falamos ou cantamos, o cérebro envia mensagens pelos nervos até os músculos que controlam a aproximação das cordas vocais e fazem com que se forme um espaço estreito entre elas.

Ao expulsar o ar por elas, provocamos sua vibração, o que faz com que ocorra a produção do sons. Por serem elásticas, elas distendem ou relaxam de acordo com a intensidade do esforço que fazemos na hora de falar ou cantar, por exemplo. Para que este processo aconteça, usamos órgãos como lábios, a língua, os dentes, o véu palatino e a boca, que acomodam, modalizam e distribuem o ar e os sons.

Extensão vocal

A frequência natural da voz humana é determinada pelo comprimento das cordas vocais. Assim, mulheres que têm as pregas vocais mais curtas possuem voz mais aguda do que as que têm pregas vocais mais longas. É por esse mesmo motivo que as vozes das crianças são mais agudas do que as dos adultos.

A mudança de voz costuma ocorrer na puberdade e é provocada pela modificação das pregas vocais que de mais finas mudam para mais grossa. Este fato é especialmente relevante nos indivíduos do sexo masculino.

O comprimento e a espessura das cordas vocais determinam tanto para o sexo masculino como para o feminino, a extensão vocal da pessoa. "Quando você muda o tom de voz para mais ou menos alto, altera o esforço que faz nas cordas vocais e isso as prejudica. Como toda musculatura, ela precisa ser treinada e fortalecida com exercícios e muito cuidado, senão, um dia a voz pode falhar", explica Thays.

Problemas ocasionados pela falta de cuidados com a voz

Café
- Nódulo ou calo nas cordas vocais: 70% dos casos de distúrbios na voz são representados pelos calos nas cordas vocais. Parecidos com os que se formam nos pés, eles aparecem em função do atrito causado pelo contato direto e frequente entre as cordas vocais, formando uma camada dura e resistente que compromete o tom de voz e incomoda na hora de falar. "Como o paciente não sente dor, não se dá conta de que se trata de um problema. Só dá para perceber se a rouquidão ou outra irritação se tornar um sintoma frequente", explica a Thays.

"A notícia boa é que o mal tem cura e basta terapia para amenizar o problema, porém, não adianta nada fazer terapia e depois cometer os mesmos erros. Cuidar da voz é uma questão de condicionamento físico. Ela precisa estar forte para aguentar as variações do dia a dia", continua a fonoaudióloga.

-*Pólipos:* "trata-se de uma espécie de bolinha que estoura nas cordas vocais, também em função de um esforço maior do que a musculatura pode aguentar, porém, sua gravidade é maior e só é possível tratá-los com cirurgia de remoção", explica.

Dicas para blindar a sua voz

1.*Evite o cigarro:* a nicotina associada ao calor da fumaça resseca as cordas vocais fazendo com que você fique rouco ou force ainda mais a musculatura para falar.

2.*Não tome muito café:* o teor de cafeína associado à alta temperatura é um problema. "Assim como o cigarro, a bebida desidrata as cordas vocais, além disso, provoca um aumento da acidez no estômago causando refluxo e ardor na hora de falar", diz a fonoaudióloga.

Bebida alcoólica

3.Bebidas alcoólicas esquentam a voz? Isso é mito. O que acontece é que o álcool, assim como substâncias como própolis, não esquenta a garganta. Na verdade, eles anestesiam a região por alguns minutos, mas, quando o efeito passa, o problema continua e, para driblá-lo, fazemos ainda mais esforço. "Se você está com dificuldades para falar ou com rouquidão, é um indicativo de que algo vai mal e estes truques não vão resolver", continua ela.

4.*Gelado faz mal?* A especialista diz que não há nada científico comprovando que o gelado prejudica as cordas vocais. "Isso varia de pessoa para pessoa e cada um deve ter essa percepção", sugere Thays.

Hidratação voz

5.*Fuja do ar condicionado:* além de comprometer as cordas vocais, ele altera a respiração, fazendo com que a voz fique ainda mais prejudicada. "Ele resseca o aparelho fonador, e as cordas vocais precisam fazer um esforço muito maior para produzir o mesmo som que produziria sem tanta dificuldade se não estivesse exposta ao ar condicionado", explica Thays.

6. *Nada de muitos condimentos na comida:* eles deixam a comida bem mais saborosa, mas, em compensação, podem provocar irritações nas cordas vocais e nem sempre um bom gole de água alivia o problema. Por isso, é melhor não exagerar.

Maçã limpa a voz

7.*Invista na maçã:* a fonoaudióloga explica que a fruta tem ação adstringente e, por isso, "limpa" as cordas vocais trazendo alívio e bem-estar.

8. *Beba muita água:* nada pode ser mais benéfico para as cordas vocais do que a hidratação. Elas ficam mais limpas e saudáveis para que você enfrente qualquer situação sem precisar de um tradutor de última hora.

Para quem trabalha com a voz

Cantores, atores, contadores de histórias, guias. Essa turma depende da saúde da voz para exercer seu trabalho de forma eficiente. "Costumo recomendar um personal fono para estes profissionais. Você começa com alguns exercícios suaves e específicos e, com o tempo, aumenta o treino até deixar a musculatura em ordem", conta a fonoaudióloga.
"O ideal é que aprendam a não concentrar a força no pescoço, pois é esta força cervical que compromete o aparelho fonador. Técnicas de respiração e articulação ajudam muito", continua.

Exercícios em casa
Existem exercícios simples para se fazer no dia a dia, porém, executá-los de maneira incorreta pode causar o efeito contrário, por isso, segundo ela, o certo é primeiro procurar um profissional e, só depois, começar os exercícios adequados para você. "Uma boa opção é a vibração de língua, que já faz

diferença e não te contra-indicação, desde que feita direitinho", finaliza.

CAPÍTULO XXVII
RECONHEÇA OS ESTÁGIOS DA INGESTÃO DE ÁLCOOL NO SEU CORPO E PROTEJA A SUA SAÚDE

Euforia e depressão são algumas das fases da ingestão exagerada de bebidas alcoólicas

Um, dois ou três copos? Quanto tempo leva para você sentir os efeitos da bebedeira no corpo? Mesmo que a quantidade de bebida necessária para a embriaguez varie de pessoa para pessoa, os perigos do consumo de álcool são iguais para todos. O psiquiatra Arthur Guerra, professor da Faculdade de Medicina do ABC, explica que os danos fisiológicos causados por uma intoxicação aguda pelo álcool são reversíveis, mas a lentidão e a perda de consciência podem causar graves acidentes, esses sim com complicações permanentes. "Existem três principais riscos decorrentes do consumo excessivo de álcool: a perda dos reflexos, favorecendo acidentes; a aspiração do vômito, que acontece durante o período de inconsciência; e o quadro de depressão respiratória, ou seja, a diminuição ou cessação da respiração".

Segundo dados da Organização Mundial de Saúde (OMS), 58% da população adulta abstiveram-se do consumo de bebidas alcoólicas nos últimos 12 meses. Que tal aumentar ainda mais esses números? O primeiro passo é entender que até mesmo um dia de porre afeta o funcionamento do seu organismo. Os especialistas nos contaram como isso acontece. Confira a seguir.

Estágio 1: enquanto você ainda está sóbrio

A psicobióloga Maria Lúcia Formigoni, chefe do departamento de Psicobiologia da Unifesp, explica que as moléculas de álcool são pequenas e solúveis. Isso significa que elas chegam muito rapidamente a todos os nossos tecidos, principalmente ao fígado, órgão responsável por 90% da metabolização do álcool, que é então transformado em acetaldeído. Essa substância é a responsável pelos efeitos danosos associados ao consumo de álcool. E, mesmo enquanto você está sóbrio, ela já está se acumulando no seu organismo e deteriorando sua saúde. "Os sintomas da ressaca, como as dores de cabeça, a pressão arterial elevada e a taquicardia, são causados pelo excesso dessa substância no organismo", explica a especialista.

Estágio 2: Euforia

À medida que você continua a beber, a quantidade de acetaldeído presente no seu corpo continua a se acumular. Em consequência, a dopamina - um neurotransmissor relacionado à sensação de bem-estar - atinge níveis cada vez mais altos. "A dopamina age na via cerebral da recompensa e promove a sensação de euforia, felicidade, característica do consumo excessivo do álcool", explica Maria Lúcia Formigoni. No entanto, a especialista explica que essa sensação é relativa e que nem todas as pessoas experimentam as mesmas sensações.

Estágio 3: Instabilidade emocional e depressão do Sistema Nervoso Central

Se você continuar bebendo, a sensação de euforia logo dará lugar a outra emoção. "Começa a ser sentido o efeito de outro neurotransmissor, responsável por estimular o sistema GABA (ácido gama-aminobutírico), principal inibitório do Sistema Nervoso Central", explica Maria Lúcia. Ocorre então uma competição entre a dopamina e o sistema

Gama, que acaba ganhando a disputa e deprimindo as atividades cerebrais. Em consequência, a ansiedade é diminuída e a sensação de sono aumenta.

O grande problema está na desestabilização do sistema cerebral. "O funcionamento cerebral anormal resultará em alterações do comportamento, afinal, o controle do sistema racional não está eficiente", conta a psicobióloga.

Estágio 4: Prejuízo do julgamento e da crítica

A perda da racionalidade acaba por comprometer a capacidade de julgamento. "O tempo de resposta aos estímulos físicos, visuais e auditivos aumenta muito, todos os reflexos e pensamentos estão alterados", conta Maria Lúcia. Além de aumentar o risco para acidentes, um dos maiores perigos decorrentes do consumo abusivo de bebidas alcoólicas, o indivíduo também se coloca em risco ao fazer escolhas que não faria se estivesse sóbrio. Incluem-se nessa lista: colocar-se em situações vexatórias, correr riscos e consumir bebidas alheias e até mesmo drogas ilícitas.

Estágio 5: Sonolência e adormecimento

O psiquiatra Arthur Guerra explica que se um familiar, amigo ou conhecido bebeu demais e acabou pegando no sono, o ideal é mesmo deixá-lo descansar, sempre sob observação. Nesse momento, um cuidado é essencial: certifique-se de que a pessoa intoxicada durma de lado, evitando a aspiração do próprio vômito, que pode ir até as vias aéreas, dificultando ou impedindo a respiração. O especialista conta que levar a pessoa embriagada ao hospital ou pronto-atendimento é a melhor opção caso o cuidador fique inseguro, mas que a glicose, frequentemente administrada nesses casos, só ajuda a resolver o problema quando há uma hipoglicemia associada. "A glicose não ajudará a diminuir a intoxicação por álcool, o único remédio nesse caso, é repouso e hidratação do corpo - seja com água, água de coco, refrigerantes ou até café".

Estágio 6: Inércia generalizada

Nesse estágio, o indivíduo já não consegue atender aos comandos e as respostas aos estímulos externos estão comprometidas. Andar é praticamente impossível e pode haver até incontinência urinária e fecal. Os riscos de coma alcoólico são altos nessa fase. "O ideal é procurar ajuda profissional em um hospital, já que a saúde está correndo perigo e ser mantido sob observação é muito importante", recomenda Arthur Guerra.

Estágio 7: Coma alcoólico

O coma alcoólico acontece em resposta à depressão do Sistema Nervoso Central, que é cada vez maior à medida que se consome a bebida alcoólica. "O cérebro - responsável por mandar estímulos às estruturas responsáveis pela respiração, como pulmão e diafragma, principalmente -, deprimido pela bebida alcoólica, pode deixar de enviar esses impulsos, levando à parada respiratória", explica o psiquiatra Arthur Guerra. Os danos desse extremismo, em alguns casos, podem ser irreversíveis, levando a pessoa à morte.

CAPÍTULO XXVIII

MEDIDAS PARA PROTEGER A SAÚDE DO CORAÇÃO

Mudanças muito simples mesmo fazem o coração bater mais forte

O Ministério da Saúde estima que 31,5% dos óbitos no Brasil são provocados por doenças cardiovasculares, tornando-se a primeira causa de morte entre a população brasileira. A doença mata por ano, 7.6 milhões de pessoas no mundo todo, devido às suas complicações como AVC, infarto, entre outras.

A hipertensão arterial e obesidade são consideradas duas das maiores vilãs da saúde do coração. Segundo dados do Ministério, cerca de 30 milhões de brasileiros têm hipertensão e há outros 12 milhões de brasileiros que ainda não sabem que possuem a doença no Brasil. Quando não controlada, a pressão arterial causa lesões na artéria aorta e provoca a sobrecarga do coração, que fica com o músculo mais rígido, aumenta de tamanho e fica inchado. Já o excesso de peso, principal causador da hipertensão, exige um esforço maior não só do coração, mas também de todo o sistema circulatório, sendo a principal causa do aumento da pressão e podendo levar ao desenvolvimento de insuficiência cardíaca, ou seja, da diminuição da capacidade do coração de cumprir a sua função de bombear efetivamente o sangue, que corre por todo o corpo, alimentando órgãos e tecidos vitais. Por isso, manter hábitos saudáveis é fundamental para blindar o coração. A seguir, confira 12 maneiras de proteger esse órgão vital.

Sono reparador

Estudos recentes apontam que cerca de 40% dos indivíduos hipertensos sofrem também de apneia obstrutiva do sono, alertando para uma relação entre as doenças. A apneia atinge aproximadamente sete em cada 100 pessoas e a incidência é maior no sexo masculino. Estima-se que 24% dos homens de meia-idade e 9% das mulheres são afetados pela apneia. A doença caracteriza-se pelo ronco que segue em um mesmo ritmo, vai ficando mais alto e, de repente, é interrompido por um período de silêncio. Neste momento, a pessoa fica totalmente sem respiração, mas, logo o ronco volta ao ritmo inicial. Segundo o presidente da Sociedade Brasileira de Hipertensão (SBH), Artur Beltrame Ribeiro, quem sofre de apneia do sono apresenta mais variabilidade da pressão e o aumento está ligado à lesão dos órgãos-alvo, como coração, cérebro e rins. Além disso, uma noite bem dormida tem a ver com viver mais, de acordo com um estudo da Universidade de Warwick e da Universidade Federico II, na Itália. De acordo com os pesquisadores, quem dorme menos de seis horas ou mais de oito ao dia tem 12% a mais de chance de morrer. Com a qualidade do sono prejudicado, crescem os ricos de acidentes, por conta da sonolência, e de ataques cardíacos em função do estresse.

Combata o estresse

O colesterol alto, que causa a hipertensão e obstrui as artérias do coração, é um dos efeitos do excesso de estresse. A ansiedade aumenta a liberação de cortisol no organismo, hormônio que faz crescer a concentração de glicose no sangue, desencadeando problemas como diabetes, altos níveis de triglicérides e descontrole de colesterol. Cada vez que você fica ansioso, a quantidade de radicais livres que passam a circular no seu organismo aumenta. Com a ansiedade, a presença dos radicais livres no organismo aumenta, podendo gerar o agravamento de problemas cardíacos. Isso porque eles interagem com o colesterol em excesso no organismo, formando placas nas paredes dos vasos sanguíneos, além de piorar certas doenças inflamatórias e causar envelhecimento.

Prefira os óleos vegetais

Na luta para abaixar os níveis de colesterol, em vez de apenas restringir o consumo dos tradicionais vilões do coração (como as gorduras saturadas), você pode recorrer à ajuda de alguns mocinhos. O óleo de canola e o azeite de oliva são bons exemplos de alimentos que você deve incluir na dieta. Segundo a nutricionista Roberta Stella, as gorduras monoinsaturadas presentes nos dois tipos de óleos vegetais ajudam a reduzir as taxas de LDL, o colesterol ruim. Já os óleos vegetais ricos em gorduras poli-insaturadas, como o de soja, girassol e milho, aumentam os níveis de HDL, considerado como bom colesterol. A dica da especialista, portanto, é, além de ficar de olho na quantidade de gorduras saturadas e trans, dar preferência aos alimentos com maior quantidade de gorduras mono e poli-insaturadas.

Maneire nas carnes

Principalmente a carne vermelha apresenta uma quantidade maior de colesterol. Ainda mais se conter capas generosas de gordura. Porém, isso não significa que elas devem ser totalmente excluídas do seu cardápio. "Controlando a ingestão dos outros alimentos fontes de colesterol, é possível ingerir carne vermelha até três vezes por semana", diz a nutricionista Roberta Stella. O fato de as carnes vermelhas oferecerem mais colesterol, no entanto, não faz com que os outros tipos de carnes possam ser consumidos à vontade. De acordo com Roberta, as carnes brancas e magras também possuem colesterol e, por isso, devem ser dosadas. "Os alimentos que contêm colesterol devem ser monitorados de uma forma geral. Leve em conta que o total da gordura obtido em um dia deve ser menor que 300 mg", completa. Uma dica: 100 gramas de contrafilé grelhado com gordura contêm 144 mg de colesterol. Sem a gordura, a quantidade diminui para 102 mg.

Modere o consumo de açúcar

Um estudo publicado no Journal of American Medical Association sugere que, assim como uma dieta rica em gordura pode aumentar os níveis de triglicerídeos e colesterol, a ingestão de açúcar também pode afetar as taxas de lipídios. Para a realização do estudo, foram analisados os níveis de lipídios no sangue em mais de seis mil homens e mulheres adultos. Os pesquisadores descobriram que pessoas que consumiam mais açúcar tinham maior propensão de ter uma doença cardiovascular. Os cientistas não sabem ao certo que processo está envolvido nessa ligação do açúcar com o colesterol, pois até hoje, o que se sabia era a associação entre o consumo de açúcar e o diabetes. No estudo, o grupo de maior consumo ingeria uma média de 46 colheres de chá de açúcares "escondidos" nos alimentos por dia. O grupo de menor consumo ingeria uma média de apenas cerca de três colheres de chá por dia.

Vegetais - sempre!

Um importante estudo científico divulgado no periódico americano Circulation demonstrou que o consumo de proteínas de origem vegetal está associado à redução da pressão arterial, ao mesmo tempo em que confirmou estudos anteriores de que o consumo total de proteínas não aumenta os níveis de pressão sanguínea. O ácido glutâmico, principal aminoácido encontrado nas proteínas vegetais, é um dos micronutrientes que ajudam a controlar a pressão arterial. Essa é uma das formas de se explicar a razão pela qual os vegetarianos têm menor tendência a desenvolver hipertensão arterial.

Vitamina D

Um estudo realizado pela Universidade de Michigan, nos Estados Unidos, revelou que 20% dos casos de hipertensão em mulheres estão associados ao descontrole dos níveis da pressão arterial em decorrência da falta de vitamina D no organismo. Este nutriente pode ser encontrado em alimentos como a manteiga, gema de ovo, fígado, entre outros, mas sua principal fonte de absorção é a luz solar. Portanto, 15 minutinhos de exposição ao sol são mais do que recomendados. O nutriente também é importante no processo de absorção de cálcio e fósforo no intestino e na mineralização, ou seja, crescimento e reparo dos ossos.

Vinho

Um estudo publicado no "Public Library of Science One", mostra que pequenas doses de resveratrol, um tipo de substância antioxidante presente nas uvas, em especial as tintas, protegem o coração contra o envelhecimento e reduzem os níveis de colesterol ruim, o LDL. No entanto, não vale exagerar: uma taça de vinho por dia é suficiente para dar proteger o coração sem maltratar o fígado, por conta do teor alcoólico.

Ouça a música do coração

Um estudo realizado pela Universidade de Maryland, nos EUA, com 10 participantes que não tinham nenhuma doença aparente constatou que quando eles ouviam por 30 minutos suas músicas preferidas ocorria a dilatação dos vasos sanguíneos. Esse gesto se equipara a reação de uma gargalhada, ao fazer atividades físicas ou quando tomavam medicações para o sangue. O diretor da cardiologia da instituição, Michael Miller, explica que ocorreu um aumento de 26% no diâmetro dos vasos, enquanto ao ouvirem uma música que não agradava ocorria uma redução de 6%. Dessa forma, o sangue flui mais facilmente, reduzindo as chances de formação de coágulos que causam infartos e derrames, além de reduzir os riscos do endurecimento dos vasos, característicos da aterosclerose.

Maneire no sal

Pesquisas científicas já comprovaram a relação direta entre o consumo de sódio e a hipertensão arterial. De acordo dados da Sociedade Brasileira de Cardiologia, o brasileiro consome em média 12 gramas de sal por dia, quando o recomendado seria limitar essa ingestão a 6 gramas. Em geral, a quantidade é alta porque, além do sal contido no alimento industrializado, as pessoas não dispensam apelar para o saleiro durante as refeições. De acordo com a nutricionista Eliane Cristina de Almeida, da Unifesp, o maior perigo do sódio é que ele está escondido nos alimentos. "Alimentos como fast-food, comida congelada, salgadinhos, biscoitos, refrigerantes, cereal matinal, embutidos, chocolate, carne bovina, leite e derivados contém boa quantidade de sódio que não costumamos perceber", diz a especialista.

Use fio dental

Uma pesquisa feita por cientistas da Itália e do Reino Unido, publicada no site do Jornal da Faseb (do inglês, "The Federation of American Societies for Experimental Biology"), mostra que gengivas infectadas podem ser um fator de risco para desenvolver problemas no coração. De fato, uma adequada higiene dental pode reduzir o risco de aterosclerose, derrame e doenças no coração, independentemente de outras medidas, como o controle do colesterol. "Há muito tempo se suspeita de que a aterosclerose é um processo inflamatório e que a doença periodontal tem um importante papel na aterosclerose", afirma Mario Clerici, pesquisador do estudo.

Dieta mediterrânea

A dieta típica da região banhada pelo mar Mediterrâneo, ela é conhecida por seus benefícios ao coração. Os principais participantes dos pratos são as gorduras protetoras, que agem contra o desenvolvimento de doenças cardiovasculares, diz a nutricionista Roberta Stella. Ela aumenta o nível de colesterol bom (HDL) e diminuir as taxas do colesterol ruim (LDL) do sangue, além de evitar a obstrução das artérias. Dentre as principais características dessa dieta, estão o baixo consumo de carne vermelha, a ingestão de frutas, cereais e nozes, o alto consumo de peixes, o consumo moderado de vinho e o azeite de oliva como fonte de gordura saudável. Além disso, os peixes contêm ômega 3, reconhecido como um nutriente cardioprotetor, isto é, beneficia a saúde cardiovascular.

CAPÍTULO XIX ATITUDES PARA MANTER O SEU INTESTINO SAUDÁVEL

Mudanças evitam doenças graves, como câncer de cólon e reto

O câncer de cólon e reto, que também pode ser chamado de câncer de intestino, é um dos mais incidentes do Brasil, com 30 mil novos casos estimados por ano pelo Institui Nacional do Câncer (Inca). Esse tipo de câncer fica atrás apenas dos de pele não melanoma, próstata e mama feminina. O principal fator de risco para esse tipo de câncer é o histórico familiar. Segundo a proctologista Daniele Franco, do Hospital Santa Luzia, em Salvador, a genética atua um papel primordial da gênese do câncer e ainda tem uma força maior que fatores externos. No entanto, qualquer um pode se beneficiar dessa lista de bons hábitos para manter o intestino sempre em ordem, afastando o câncer de cólon e reto ou mesmo outros problemas relacionados ao órgão, como a presença de pólipos - pequenos acúmulos de pele que podem, inclusive, ser um sinal de alerta para o câncer. Confira:

Faça os exames regularmente

O teste mais específico para avaliação direta do intestino grosso e reto é a colonoscopia. "Trata-se de uma endoscopia feita pelo ânus que permite a visualização direta de toda a mucosa intestinal em sua circunferência, desde o reto até o íleo terminal (fim do intestino delgado) e possibilitando coleta de material para análise", afirma a proctologia Daniele Franco, do Hospital Santa Luzia, em Salvador. "A cápsula endoscópica é um exame que também permite a visualização da luz intestinal, mas não permite biópsias, e é utilizado quando existem lesões obstrutivas que impossibilitam a passagem do colonoscópio ou quando quer se avaliar o intestino delgado, segmento de difícil acesso pelos endoscópios", completa. Existem também testes indiretos radiológicos dos cólons, que são o clister opaco e a colonoscopia virtual. Esses exames desenham a luz intestinal e pode encontrar lesões de mucosa maiores que 6 mm.

Um estudo feito por pesquisadores do Massachusetts General Hospital Gastrointestinal Unit descobriu que fazer uma colonoscopia a cada 10 anos a partir dos 50 anos de idade poderia evitar 40% dos casos de câncer colorretal. O estudo acompanhou mais de 89 mil profissionais de saúde durante um período de 20 anos e foi publicado no New England Journal of Medicine. A colonoscopia se tornou exame de rotina como prevenção de câncer colorretal, e deve começar a ser feito a partir dos 50 anos de idade para pessoa sem histórico familiar da doença. Aqueles que possuem fatores de risco devem incluir o exame na rotina após os 40 anos ou 10 anos antes da idade do caso mais precoce na família. "A colonoscopia também pode ser indicada em investigação de dores abdominais, alteração do hábito intestinal, hemorragias pelo ânus, diarréias e outras queixas relacionadas", explica a especialista. Se os exames forem normais, devem ser repetidos a cada cinco ou dez anos. Já o resultado alterado deve ser repetido conforme orientação do médico.

Cuide de doenças do cólon e reto

Além da história genética, a presença de doenças inflamatórias intestinais crônicas, como a doença de Crohn e a retrocolite ulcerativa, aumenta o risco de câncer de cólon e reto. "Isso acontece devido ao estímulo inflamatório constante, que culmina acelerando a multiplicação celular", afirma a proctologista Daniele. Portanto, pacientes portadores dessas doenças devem manter uma regularidade maior do exame: de um modo geral, anualmente após oito anos de doença se portador de colites ou uma vez a cada dois anos se tiver uma doença que afeta um segmento específico do intestino, como diverticulite.

Evite alguns alimentos

Hábitos alimentares nocivos, como o consumo excessivo de carne vermelha, embutidos, enlatados e defumados excessivamente não são saudáveis para o intestino. "A digestão desses alimentos resulta na produção de metabólitos, substâncias tóxicas que podem ser o estopim para transformação genética das células da mucosa no intestino grosso, se muito tempo em contato com a mucosa intestinal", afirma a proctologista Daniele. Segundo a proctologista Gilmara da Silva Aguiar, do Hospital Santa Cruz de São Paulo, o consumo de carne vermelha deve ser limitado a 200g por semana - entre uma a duas vezes por semana - para aqueles em grupo de risco para doenças do intestino, enquanto os outros tipos de alimento devem ser evitados ao máximo. "Na verdade, muitos estudos demonstraram que as carnes processadas aumentam o risco de câncer mais do que o consumo de carne não processada", alerta o cirurgião oncologista Samuel Aguiar Junior, diretor de tumores colorretais do A.C.Camargo Cancer Center. O motivo é o mesmo: substâncias cancerígenas que são formadas a partir do método de processamento da carne.

Coma mais fibras

O consumo de frutas, legumes, verduras e grãos integrais aumenta a quantidade de bactérias do intestino, ajudando no seu pleno funcionamento. Com a microbiota (flora intestinal) funcionando a todo vapor, é mais fácil para o órgão suprimir a atividade de outras bactérias que são nocivas e podem formar substancias tóxicas. "Além disso, um intestino saudável ajuda a eliminar com regularidade os metabólitos tóxicos do organismo na evacuação", lembra a proctologista Daniele. Segundo o oncologista Samuel, as fibras das frutas, verduras e cereais regularizam o trânsito, diminuindo o tempo de exposição da mucosa intestinal a substâncias potencialmente cancerígenas.

Controle o peso

Estar com o peso acima do que é considerado saudável também pode ser um fator de risco para o câncer de intestino. Um estudo publicado no American Journal of Epidemiology revelou que a obesidade e acúmulo de gordura abdominal aumentam a probabilidade de uma pessoa desenvolver câncer de cólon e reto. A análise foi liderada por uma especialista da Maastricht University, na Holanda e contou com a participação de 120 mil adultos holandeses com idade entre 55 e 69 anos. Após avaliar cada um dos indivíduos, os cientistas constataram que homens com sobrepeso significativo ou em início de obesidade tinham um risco 25% maior de ter câncer colorretal. Além disso, aqueles cujo tamanho da cintura era significativamente maior apresentaram um risco 63% maior de ter esse tipo de câncer. "O desequilíbrio metabólico, que inclui sobrepeso, obesidade e diabetes, aumenta o risco de câncer de intestino", explica o cirurgião oncologista Samuel. E a diminuição da circunferência abdominal interfere nos níveis de insulina e glicose, contribuindo para uma melhor regularização do metabolismo. O papel da atividade física regular é fundamental para esse equilíbrio.

Faça exercícios

Segundo o oncologista Rui Fernando Weschenfelder, do Grupo de Trabalho e Estudos do Câncer Gastro-Intestinal da Sociedade Brasileira de Oncologia Clínica, a prática de exercícios físicos regularmente reduz em 24% a incidência de câncer de intestino.

"Um conjunto de 52 estudos científicos demonstrou que pessoas que se exercitam de forma regular têm menos chance de desenvolver este tipo de câncer quando comparados a pessoas sedentárias", diz. Inclua pelo menos 30 minutos de atividade física moderada em cinco dias da semana. Isso ajudará seu intestino a funcionar melhor, estimulando a movimentação do órgão, além de contribuir para diminuição do estresse e controle do peso, ambos fatores conhecidos para aumentar o risco de câncer.

Modere no álcool
"A relação direta entre álcool e câncer de intestino não está completamente estabelecida, como acontece com carne vermelha, frutas e verduras e exercício físico", explica o oncologista Samuel. Entretanto, é sabido que pessoas que ingerem grandes quantidades de álcool estão em maior risco para desenvolver a doença. "Este risco é maior para pessoas que ingerem mais de 45 g de álcool por dia (equivalente a aproximadamente três latas de cerveja de 350 ml, três taças de vinho de 150 ml ou três doses de uísque de 40 ml)", explica o oncologista Rui Fernando. Entretanto, o especialista afirma que é importante lembrar que pequenas quantidades de álcool podem ter efeitos benéficos para a saúde, mas por outro lado mesmo pequenas

doses podem ser problemáticas para pessoas com risco para alcoolismo. Dessa forma, é importante ficar atento para o histórico familiar do problema e conversar com seu médico, verificando se é adequado manter o consumo moderado da bebida.

Pare de fumar

Hoje existem mais de 100 estudos científicos comprovando que o cigarro é causa de câncer de intestino, aponta o oncologista Rui Fernando. "De forma global, quem fuma tem 18% mais chance de desenvolver câncer de cólon e reto quando comparado ao não-fumante", completa o especialista. Isso acontece porque as substâncias tóxicas do cigarro estimulam mutações genéticas em todo o organismo, podendo favorecer uma série de cânceres.

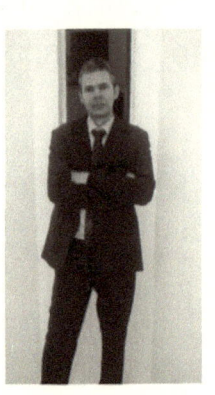

SOBRE O AUTOR

Rômulo Borges Rodrigues é Escritor, Terapeuta Holístico, Mestre de Reiki, Consultor e Numerólogo.

Trabalha com Reflexologia, Reiki, Massagem, Florais, Aconselhamento Terapêutico, Técnicas de Relaxamento, Hipnose, Regressão, Terapia de Vidas Passadas, Numerologia e ministra cursos online.

Estuda e pesquisa sobre a espiritualidade há mais de vinte anos.

Foi membro da Associação Internacional Amigos da Natureza (AIANATU - SP), na qual fez parte do trabalho de cura espiritual. Foi nessa associação onde alguns de seus dons espirituais foram desarquivados.

Também foi membro da Ordem dos Filhos da Luz (Piracicaba - SP). Foi integrante da Ordem dos Templários, onde foi dirigente do hospital de cura espiritual de uma das suas sedes.

Atualmente, é coordenador do Projeto Social Nova Era na cidade de São Paulo, no qual dá palestras e ministra tratamento alternativo para o público utilizando várias técnicas terapêuticas.

Escreve artigos semanais para sites e revistas sobre vários temas e é autor das seguintes obras:

- Uma Civilização Adormecida e Decadente

- Momento Apocalíptico – "Prelúdio do Juízo Final"

- Arcanjos e Arquétipos

- Guia Prático dos Anjos (Tabela completa de todos os anjos)

- Numerologia – A Ciência Milenar dos Números

- REIKI – ENERGIA VITAL UNIVERSAL (Harmonia, Equilíbrio e Cura)

- OS FLORAIS DE BACH – Equilíbrio e Harmonia Através das Essências

- O PODER DA MENTE – A Chave Para o Desenvolvimento das Potencialidades do Ser Humano

- Os Ensinamentos de Siddartha Gautama, o Buda

- A HISTÓRIA DO BUDISMO – Princípios, conceitos, ensinamentos

- Cuide de Você e Tenha Mais Qualidade de Vida – Cuidar de si próprio é imprescindível para se obter uma vida plena e satisfatória (Vols. II, III e IV)

- Alimentação Saudável = Saúde Perfeita (Vols. I, II, III, IV, V, VI e VII)

- *REFLEXOLOGIA (Massagem Podal) – Equilíbrio e bem-estar através da planta dos pés*

- *A PODEROSA INFLUÊNCIA DOS NÚMEROS SOBRE AS NOSSAS VIDAS – O que a Numerologia revela sobre o passado, o presente e o futuro*

- *QUALIDADE DE VIDA – Definição e conceitos*

- *OS MECANISMOS DA MENTE – A sua natureza comportamental*

- *TRATADO SOBRE AS RELIGIÕES E FILOSOFIAS DE VIDA – Síntese dos sistemas religiosos e correntes filosóficas*

- *GUIA COMPLETO DAS TERAPIAS ALTERNATIVAS*

- *ESTUDO SOBRE AS TERAPIAS COMPLEMENTARES – Técnicas terapêuticas integrativas que proporcionam equilíbrio e harmonia*

- *PRÉ-EXISTÊNCIA E PÓS-EXISTÊNCIA DA ALMA – Vidas passadas, vidas futuras*

- *PRINCÍPIOS, FILOSOFIA E METODOLOGIA DA MEDICINA HOLÍSTICA - Os recursos e métodos terapêuticos utilizados nos tratamentos e terapias*

- *CURSO DE REIKI*

- *CURSO DE FLORAIS*

- *CURSO DE REFLEXOLOGIA (Massagem Podal)*

- *CURSO DE NUMEROLOGIA – Método simples e prático*

- *CURSO DE HIPNOSE, REGRESSÃO, TVP, TMS – Metodologia simplificada*

- *CURSO DE FENG SHUI - Técnica chinesa milenar de harmonização e equilíbrio de ambientes*

- *CURSO DE RADIESTESIA*

- *CURSO DE CROMOTERAPIA*

CONTATOS COM O AUTOR

E-MAIL: romulobr@outlook.com
FACEBOOK:http://facebook.com/romuloborgesrodri
gues
SKYPE: samadhi514
TWITTER: @_arahat
BLOG: equilibrioeconsciencia.wordpress.com

www.ingramcontent.com/pod-product-compliance
Lightning Source LLC
Chambersburg PA
CBHW030432290526
45786CB00001B/245